GOLDMANN
ESOT

Buch

Dieses Buch ist ein seltener Glücksfall. Es führt von der historisch philosophischen Darstellung des Körpers des Menschen, dem Bild des Menschen in der westlichen und östlichen Medizin, hin zu den heute als alternative Methoden der Medizin bezeichneten Heilweisen. Es wird deutlich, daß die heute als ›alternativ‹ bezeichnete Form die ursprüngliche Form des Heilens war und daß das Heilen kein mechanischer Vorgang sein kann und darf, sondern auch heute noch eine Kunst sein sollte und sein kann.

Autor

Dr. Edgardo Bieri ist einer der erfolgreichsten und bekanntesten Heiler der Schweiz. Die Presse nennt ihn den »Magier von Ascona«. Seine Diagnostik ist feinstofflich orientiert, im Mittelpunkt seiner Behandlung stehen Akupunktur und Homöopathie, sowie eine sinnvolle Lebensberatung des Patienten. Für seine Arbeit erhielt Dr. Bieri zahlreiche Auszeichnungen, darunter zwei Ehrendoktoren (Teheran und Colombo) und den Titel eines Beraters des Akupunktur-Colleges von Sri Lanka.

Edgardo L.

BIERI

Spirituelle Medizin

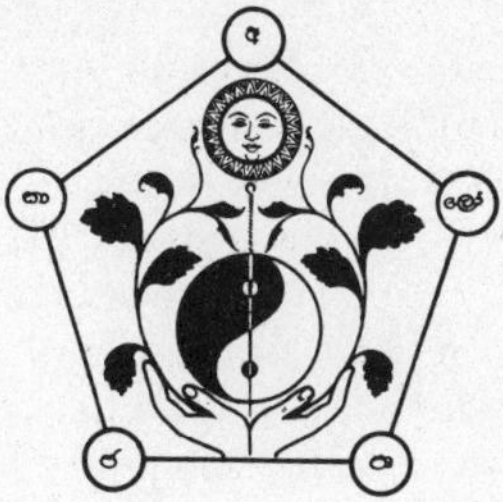

GOLDMANN VERLAG

Deutsche Erstausgabe

Der Goldmann Verlag
ist ein Unternehmen der Verlagsgruppe Bertelsmann

Made in Germany · 11/88 · 1. Auflage

Umschlagmotiv: Edgardo L. Bieri
Umschlaggestaltung: Design Team München
Satz: Fotosatz Glücker, Würzburg
Druck: Pressedruck Augsburg
Verlagsnummer: 11837
Redaktion: Ilse Fath-Engelhardt und Horst Schmid
Lektorat: Michael Görden
Herstellung: Martin Strohkendl
ISBN 3-442-11837-9

Das TITELBILD ist ein Symbol der östlichen Alternativ-Medizin. Im Zentrum leuchtet die Sonne als lebenspendende Kraft. Darunter das chinesische Yin-Yang-Symbol als Ausdruck der Harmonie zwischen weiblicher und männlicher Energie. Die Akupunktur als Ordnungstherapie wird symbolisiert durch eine Akupunkturnadel. Geöffnete Hände, die heilen und das Leben behüten und aus denen, die Harmonie der Schöpfung darstellend, Blätter des Wachstums und des Lebens zur Sonne emporranken. Umschlossen ist dieses Bild von der symbolischen Darstellung der fünf Elemente, Feuer – Erde – Metall – Wasser – Holz, die in der chinesischen Philosophie den Organen Herz – Milz – Lunge – Niere – Leber entsprechen, worauf sich die ganze chinesische Heilkunst aufbaut: Holz erzeugt Feuer – Feuer erzeugt Erde (Asche) – Erde erzeugt Metall (Erz) – Metall erzeugt Wasser (Schmelze) – Wasser erzeugt Holz.

Inhalt

Zum Autor

Obwohl das Buch schon seit 1982 vorliegt und seit 1986 auch als italienische Ausgabe, bereitete es einige Mühe, den Autor, Dr. Edgardo L. Bieri, von der Notwendigkeit einer deutschen Ausgabe zu überzeugen. Dies ist nur dann verwunderlich, wenn man den Autor nicht kennt. Er hat immer die Hilfe für den einzelnen, den Nächsten, über das eigene öffentliche Ansehen gestellt. Und seine Arbeit in seiner Praxis für Alternative Medizin in Ascona macht dies noch deutlicher. Obwohl dort seit Jahren als »Nadelprinz« oder auch »Magier von Ascona« bekannt, widmet er sich noch immer persönlich denen, die zu ihm kommen.

Dennoch sollten jene, die die Wahrheit kennen, den ›Nichtwissenden‹ davon künden. Und das vorliegende Buch läßt trotz seiner Dichte die Kenntnisse und Fähigkeiten des Autors nur ahnen.

Er bewegt sich auf Ebenen, wo ihm nicht mehr allzuviele der großen Mehrheit folgen werden.

Geboren wurde er in Bern. Schon als Kind war ihm die transzendente Welt nicht fremd. So entwickelten sich in ihm Möglichkeiten, den Kontakt mit der feinstofflichen Welt aufrechtzuerhalten.

In Selbststudien, Kursen usw. sowie Auslandsaufenthalten u. a. in Indien, konnte er seine metaphysischen Kenntnisse erweitern und vertiefen sowie ein umfangreiches Wissen auf dem Gebiet der orientalischen Medizin erwerben. Sein Leben und seine Gedankenwelt wurden entscheidend davon beeinflußt. So ist die Praxis für Alternativ-Medizin in Ascona, die er heute betreibt, die Konsequenz seiner Veranlagung und seiner erarbeiteten Kenntnisse.

Neben zwei Doktorgraden in Soziologie und Philosophie

hat er auch einige Ehrendoktorwürden für seine Verdienste um die Akupunktur und die Alternative Medizin in West und Ost erhalten.

Und so kann ein Freund zum Erscheinen dieses Buches nur noch wünschen, daß ihm der Dienst am Nächsten noch genügend Zeit läßt, in Wort und Schrift von seinen Erfahrungen, Kenntnissen und Erkenntnissen der verschiedenen Welten zu berichten.

Horst Schmid

Einführung

Die vorliegende Studie befaßt sich mit dem Bild und der Philosophie des Menschen in der Alternativen Medizin. Trotz der vielen historischen und theoretischen Verweise ist sie sehr allgemein gehalten und erhebt keineswegs den Anspruch, etwas Neues anzubieten.

Ohne die an eine Veröffentlichung gestellten Anforderungen außer acht zu lassen, hat sie kein anderes Anliegen, als in korrekter Weise zu beschreiben – so, wie sich auch jede effiziente Soziologie versteht, wenn sie sich denselben Fragen stellt. Der Sinn dieser Studie über alternative therapeutische Praktiken ist dabei ganz auf den Zusammenhang zwischen diesen und der Entwicklung des ›bildhaften Denkens‹ im Menschen gerichtet. Es geht darum, die Zunahme des rationalen Denkens in den verschiedensten Bereichen des menschlichen Lebens darzustellen und in diesem Zusammenhang auch die soziale Wirksamkeit des Imaginären und des Symbolischen in der historischen Entwicklung zu beschreiben. Ohne weiter darauf eingehen zu wollen, muß hier auf die Bedeutung der Rationalität hingewiesen werden, da dadurch gleichzeitig die Grenzen dieser Studie deutlich werden.

Einerseits sind Rationalität und Fortschritt weder wertmäßig noch im absoluten Sinne gleichzusetzen, andererseits bedeutet eine quantitative Anhäufung nicht notwendigerweise eine qualitative Verbesserung. Das gilt für den menschlichen Körper ebenso wie für die Gesellschaft. Die Zunahme des Rationalismus beruht auf einem zweifachen Prozeß: Erstens einer Differenzierung durch Arbeitsteilung und/oder Spezialisierung, und zweitens einer Intellektualisierung der Arbeit durch eine Verstärkung der vorangegangenen theoretischen Reflexionen.

Wir werden die Auswirkungen dieser Dynamik auf die Vorstellungen vom Körper, je nach Epoche und Gesellschaftsformen, ihre Neigungen und ihre Illusionen betrachten. Andererseits bringt eine wachsende Rationalität niemals eine Verminderung oder Schwächung des ›Nichtrationalen‹ mit sich. Im Gegenteil: Letzteres verstärkt sich und nimmt im Zuge der sich ausdehnenden Rationalität neue Formen an. Mit anderen Worten: Es gibt eine größere Rationalität im allgemeinen den Bereichen, die von ihr ausgelassen werden, eine neue Bedeutung. Daraus rechtfertigt sich das wachsende Interesse an verschiedenen Praktiken – wie zum Beispiel der Astrologie oder der Alchemie – und im besonderen an denen, die uns hier beschäftigen: die nicht anerkannten oder, wenn man so will, alternativen medizinischen Methoden.

Wie die Entwicklung aller Künste und Wissenschaften von der Höhe der allgemeinen Kultur der Menschheit überhaupt abhängig ist, so ist auch die Medizin, soweit sie Kunst und Wissenschaft zugleich ist, untrennbar damit verbunden. Nur ca. 30% aller Krankheiten können mit heute verfügbaren Medikamenten wirklich geheilt werden.

Der Inhalt dieses Buches möchte dem interessierten Leser einen Einblick in alternative Gedanken und Möglichkeiten vermitteln, ohne Anspruch zu erheben, das Thema erschöpfend zu behandeln.

Eine Heilung kann nur unter Berücksichtigung der gesamten Gedanken- und Gefühlswelt des Patienten von Dauer sein, während die Heilungsmöglichkeiten der sogenannten »schicksalshaften« Leiden auch in den Händen der besten Ärzte durchaus problematisch bleiben.

Bis noch ins 18. Jahrhundert wurden die hypothetische Naturphilosophie und empirische Erfahrungen vorwiegend zu Rate gezogen. Die moderne Medizin dagegen stützt sich auf die Methode naturwissenschaftlicher Forschung. Ein Fortschritt aus dem heutigen Dilemma der Medizin kann nur in Zusammenarbeit mit der Alternativ-Medizin erfolgen. Die Renaissance empirischer Forschung in der Medizin ist angesprochen

Historische Darstellungen und philosophische Vorstellungen vom Körper

Die absolute wissenschaftliche Objektivität, als deren letzte Abstraktion sich der zeitgenössische Positivismus noch bekennen konnte, hat ihre Quelle in der historischen Entstehung des modernen rationalen Denkens, das sich nach und nach aus dem mythischen Zusammenhang löste. Mit dem Beginn der philosophischen Reflexion ist der Körper – als ›das grundlegend Andere‹ – für den Menschen verloren. Sokrates ist der erste, der die Spaltung des mystischen und des naturwissenschaftlichen Wissens benennt, indem er allen Arten von Mythen den Wahrheitsgehalt aberkennt, zum ersten Mal das Augenmerk auf den Menschen lenkt und mit Hilfe des diskursiven Denkens die Normen aufdeckt, die seine entwurzelte Subjektivität bestimmen. Das hat eine deutliche Unterscheidung von *physis* und *logos* zur Folge, wobei der einheitliche Charakter der *physis* unter Berufung auf die *logoi* zerstört wird, die als einzige existierende Realität gesehen werden. Im Gegensatz dazu blieben die *physiologoi* auf dem einheitlichen Feld der Mythen, indem sie versuchten, die Phänomene des Kosmos und des Körpers mit den der Natur immanenten Gegebenheiten zu erklären. Tatsächlich haben Sokrates und seine Schüler – wie Nietzsche bemerkt hat – nichts anderes getan, als die Trennung von Geist und Sinnen, von Apollo und Dionysos, begrifflich zu bestimmen. Diese Trennung findet sich im Keim schon bei Heraklit, für den ›die Augen und die Ohren schlechte Zeugen sind, wenn der Geist nicht interpretieren kann, was sie sagen‹.

Nach Plato ist der Körper ›das Grab der Seele‹, der Sarg, der den Geist und die Herrschaft der Schatten bindet und das Licht des Verstandes behindert. Diese Entwicklung des klassischen Verstandes, der den Körper insgesamt als unrein ablehnt, ist von einem Aufschwung des Kunsthandwerks, dem Aufkommen und der Verbreitung der Sklaverei, kurz, dem Ideal der athenischen Gesellschaft, das sich mit einer merkantilen Komponente in unabhängigen Familien ausbreitet, begleitet.

Die körperliche Entartung hat eine geistige Degeneration zur Folge. Der Körper erscheint als Schirm in bezug auf die Wahrheit, die Schönheit, das Gute; das dualistische Konzept sieht im Körper nichts als die hinderliche sterbliche Hülle, gesteht ihm also nur Äußerlichkeit zu.

Descartes bahnt einem instrumentalistischen, technologischen Körperbild den Weg, indem er den Körper als ›ausgedehnte Substanz‹, vereint mit der ›denkenden Substanz‹ der Seele, auffaßt. Der Mensch ist ›Herr und Meister der Natur‹ und somit auch seiner selbst. Descartes' Theorie von der Körpermaschine und dem animalischen Geist unterstellt eine rationale Beherrschung der menschlichen Körperlichkeit. Die methodischen Regeln sind auf einen beherrschten Körper im Rahmen einer vorläufigen rationalen Moral anzuwenden. Descartes begründet eine verstandesbetonte Hierarchisierung der menschlichen Fähigkeiten, bei denen der Körper immer nur eine untergeordnete, wenig geschätzte Position zugeschrieben bekommt. Dadurch kommt ihm eine bedeutende Rolle bei der theoretischen Legitimierung des abendländischen Denkens und den Vorstellungen, die es induziert, zu. Wir werden darauf noch zurückkommen.

An dieser Stelle begnügen wir uns damit, darauf hinzuweisen, daß die Vorstellungen vom Körper, d. h. die Art und Weise, wie er wahrgenommen und verstanden wird, seinen sozialen Status kennzeichnen. Historisch gesehen stellen wir fest, daß im antiken Griechenland eine platonische Entsprechung zwischen der dreiteiligen Beschaffenheit des Individuums – *Nous* (der Verstand), *Thymos* (das Herz), *Epithy-*

mia (der Bauch) – und der Gesellschaft – Wächter, Krieger und Handwerker – besteht. Im nachvedischen Indien gibt es vier Organfunktionen: *Moksha, Artha, Dharma, Karma.* Sie binden das Individuum an die vier Kasten der indischen Gesellschaft: *Brahmanen, Ksatrya, Vaisya und Sudra.* Im China der Mandarine wird der Körper als ein Geflecht spezifischer Punkte verstanden, die durch Meridiane *(King)* verbunden sind, und durch die die Energie des *Yin* und des *Yang* entsprechend den Gesetzen des TAO fließt. Es läßt sich eine Analogie nachweisen zwischen dem Tao und dem Souverän (dem göttlichen Recht), dem *Yin* (Geist) und der herrschenden Elite, dem *Yang* (Blut) und der großen Mehrheit. In jedem Fall unterliegt die Struktur des Körpers dem funktionalen Ausdruck der Ordnung und hebt die symbolischen Darstellungen hervor, die die Harmonie in der Gesellschaft stabilisieren und dynamisieren – gleichzeitig solidarisch und gegensätzlich.

Danach hat die abendländische Philosophie die Körperlichkeit als fundamentale Dimension des Seins wieder eingeführt. Vor allem die Phänomenologie macht den Körper zum fleischlichen Kompaß des ›Daseins der Welt‹. Durch die Wiederaufwertung des Körpers aktualisiert die existentialistische Philosophie die Problematik des Körpers mehr als ›gedachtes Objekt‹ denn als ›Sprache des realen Lebens‹ (Marx).

In der modernen, produktionsorientierten Ideologie werden das Bild des Körpers und die Philosophie vom Menschen durchweg als eine soziale Institution verstanden. Der Mensch ist eine spezifische Produktionskraft, und die Produktionserfolge beruhen auf einem festgelegten Funktionieren entrechteter Körper. Im übrigen unterstützen der Dualismus und die Trennung nach wie vor dieses Konzept: der Körper bleibt vergängliche Materie, während der Geist körperlos ist. In diesem Zusammenhang hängt die Vorstellung vom Menschen engstens von einer durchweg abendländischen Hierarchie der körperlichen Fähigkeiten ab. Alles, was in den Bereich der Gefühle gehört, wird zugunsten des

Intellekts unterbewertet. Der Sinnlichkeit wird gegenüber einer rationalen Logik mit Mißtrauen begegnet. Die Muskulatur erhält ihre Bewertung im Rahmen der universellen Käuflichkeit der Arbeitskraft. In seiner Gesamtheit ist der Körper in ein Geflecht ideologischer Darstellungen, moralischer Konzepte und irrealer Beziehungen eingebunden, das verhindert, daß direkte Bezüge des Menschen zu seinem Körper bestehen (wie sie sich vor allem die Phänomenologie denkt) und das die Verirrungen der offiziellen Medizin und ihre Ablehnung abweichender therapeutischer Praktiken verständlich werden läßt.

Diese ›Taylorisierung‹ des Körpers, geheiligt durch das Gewinnmaximierungs-Prinzip, erklärt den Unterdrükkungsprozeß von gewissen Aspekten des menschlichen Organismus und das Verdrängen von Forschungen, die sich damit beschäftigen.

Im übrigen soll dieser kurze Abriß dazu dienen, zu zeigen, daß die Tatsache, daß jede Epoche und jede Zivilisation oder Gesellschaft eine für sie typische Körperkultur entwikkelt, ein wesentliches Phänomen bei der Erfassung der Probleme ist, die sich durch das jeweilige Bild vom Menschen für die Gesamtheit medizinischer Konzepte ergeben.

Wenn die moderne Medizin den größten Teil der Gedanken, die Descartes auf diesem Gebiet geleitet haben, fallengelassen hat, so bleiben doch paradoxerweise seine Philosophie vom Menschen und das Bild des Körpers, das er vertreten hat, ein zentraler Aspekt der abendländischen Vorstellung vom Menschen als dem ›rationalen Tier‹. Descartes hat nie praktische Medizin betrieben. Seine Ideen wurden von dem holländischen Arzt Regius in die Praxis umgesetzt. Er versuchte nicht etwa zu verstehen, *wie* Wissenschaft möglich ist, er versuchte vor allem, ihr eine praktische Existenz zu geben. Langsam entstand durch die von ihm entwickelte Moral, in Verbindung mit einem analytischen Vorgehen, ein wahrer Kult des Verstandes, der die abendländische Auffassung vom Menschen begründete. Das kartesianische Weltbild etablierte sich, eingefärbt vom christlichen Dogmatismus, als wirksame Grundlage der modernen rationalistischen Philosophie. Sie gibt sich als Gegner der Ideen der Renaissance, und es ist als kleine historische Anekdote interessant zu erfahren, daß Descartes sich von seinen Kollegen in Ulm absetzte, unter denen sich auch der große Faulhaber befand, der zweifellos versucht haben muß, ihn in das Wissen der Rosenkreuzer zu initiieren, das zu jener Zeit als eine erste Vorstufe der ›Christian Science‹ auf der Grundlage von Astrologie, Alchemie und Esoterik aufbaute.

Die Untersuchungen über das Wesen des Körpers nehmen in der kartesianischen Philosophie einen bedeutenden Raum ein. Der Körper ist keine elementare Gewißheit, sondern er wird erfahren. »Ich sah mich zunächst als mit einem Gesicht, Händen, Armen ausgestattet, und *diese ganze aus Knochen und Fleisch zusammengesetzte Maschine*, so wie bei einer *Leiche*, benannte ich als meinen Körper. Darüber hinaus zog ich in Betracht, daß ich mich ernährte, daß ich ging, daß ich fühlte und daß ich dachte, und führte dies alles auf die Seele zurück.«[1] Das eindeutige Ergebnis dieser Folgerung macht den Körper zu einem ›Objekt‹ gegenüber der Seele, die ihrerseits ›Subjekt‹ ist. Der kartesianische Dualismus zeigt durch die Unterscheidung von Körper und Seele das Ausschalten des subjektiven Körpers, d. h. eines Körpers, der, wie auch immer, im täglichen Leben erfahren werden kann. Das erste Element der rationalen Erfindung des Körpers in der abendländischen Vorstellung vom Menschen besteht in der Negation des energetischen Charakters des menschlichen Körpers in seiner Gesamtheit zugunsten einer mehr oder weniger gut geölten Mechanik oder ›Maschinerie‹. Daraus ergibt sich, daß die Philosophie vom Menschen ausschließlich auf dem *cogito*, d. h. auf einem Akt reinen Denkens aufgebaut wird, wobei die ›denkende Substanz‹ das einzige ist, dem die Seele oder der Geist entspricht: »Die Substanz, in der unmittelbar das Denken residiert, wird hier

1 DESCARTES: *Méditations*. Seconde méditation. KHODOSS, Presses Universitaires de France, Paris 1970, S. 39. Hervorhebung vom Verfasser.

Geist genannt.«[2] Bei Descartes besteht keine Brücke zwischen Geist und Materie. Die Moral versucht in diesem System die wichtige Verbindung Seele/Körper zu erfüllen, während die Metaphysik die Unterschiedlichkeit und die Einheit zu zeigen versucht – Einheit, die durch Vermittlung Gottes möglich wird.

Als zweites Charakteristikum beschreibt Descartes den Körper als eine Ausdehnung, d. h. als ein Ding, das nicht denkt und das der Seele untergeordnet ist. Der Mensch ist lebender Geist, der sich seines Körpers bedient. Der Körper ist somit nur Werkzeug des Geistes, nichts Körperliches bestimmt das Wesen des Menschen. Der kartesianische Dualismus bildet die Grundlage auf der der moderne Materialismus sich entwickelt, wobei das Gefühl der Harmonie mit dem Universum ersetzt wird durch die mechanische Interaktion des Organismus mit seiner Umwelt. Im Gegensatz dazu vertritt in der Renaissance Paracelsus die Vorstellung, daß es der Dämon ist, welcher die Seele rein ›logastrisch‹, d. h. zum Sklaven der Vernunft, gemacht hat, indem er sie ihres himmlischen Teiles beraubte. Jedem Dualismus widersprechend, erklärt er die Beschaffenheit des Menschen mit einer ›archée‹, einem Lebensprinzip, das gleichzeitig und untrennbar der Materie und dem Denken entspringt. Descartes' ›Zweite Meditation‹ erläutert die Ausdehnung, die außer dem Körper auch das Wesen aller materiellen Dinge enthält. »Wir werden sehen«, schreibt er, »daß die Natur der Materie oder des Körpers im allgemeinen keinesfalls darin besteht, daß es ein hartes, gewichtiges, farbiges Ding ist oder unsere Sinne in irgendeiner anderen Weise berührt, sondern lediglich eine Substanz mit Ausdehnung in Länge und Tiefe.«[3] In unserem Zusammenhang ist interessant festzustellen, daß der Philosoph eine instrumentalistische und technologische Sicht des Körpers entwickelt. Diese Vorstellung schafft für die Philosophie vom Menschen und das Bild

2 *Secondes réponses aux objections.* op. cit. S. 178.
3 DESCARTES: Principes de la Philosophie. II. 4, Adam u. Tannerg, editions VRIN, Paris 1971, S. 65.

seines Körpers einen engen, nationalistischen und materialistischen Rahmen. »Die Seele ist nichts als Gedanken, der Körper nichts als materielle Mechanik.«[4] Der Dualismus betrachtet den Menschen einerseits als Geist, dessen Wesen nichts als Gedanken sind, und andererseits als Körper, dessen Bestimmung es ist, den Gesetzen des Mechanismus des Körpers zu gehorchen. »Jeder Körper ist eine Maschine, und die vom Göttlichen gemachten Maschinen sind unvergleichlich viel besser gestaltet – ohne jedoch etwas anderes als Maschinen zu sein. Sofern man nur den Körper betrachtet, besteht kein prinzipieller Unterschied zwischen den Automaten von Menschenhand und den lebenden, von Gott gemachten Körpern. Der einzige Unterschied liegt in der Vollkommenheit und der Komplexität.«[5] Somit versteht und bestätigt sich das reine kartesianische Selbst in einer völligen Abstraktion vom Körper. Vom Wesen her unterscheiden sich Seele und Körper grundlegend, wegen ihrer Existenz müssen sie jedoch zusammenwirken. Somit führt die Vorstellung vom Menschen im kartesianischen Rationalismus zu einer Aporie, also einer Ausweglosigkeit; der Mensch besteht aus Seele und Körper, die auf der Ebene der Erkenntnis voneinander getrennt werden können, nicht jedoch auf biologischer Ebene (wegen der physiologischen Bedürfnisse zum Beispiel). Sich eine Einheit zu denken, bedeutet, daß man sich eine Hierarchie der ›Substanzen‹ vorstellt und somit in gewissem Sinn wieder zu einer Dualität gelangt, d.h., daß man mit diesem Kunstgriff das Denken als Gegenstand wieder neu schafft.

Die entscheidende Besonderheit der Vorstellung vom Menschen in Descartes' Philosophie – die den Beginn des verstandeslosen Körpers kennzeichnet –, wird in den drei Phasen des Erkennens des Körpers deutlich. Mit diesen drei verschiedenen Aspekten wird die dreiteilige Einheit des menschlichen Körpers in der alchimistischen und sogar in

4 DESCARTES: Discours de la méthode, 5. Teil, Mizrachi, ed. U. G. E. coll. 10/18, Paris 1970, note 217, S. 108.
5 DESCARTES: Idem, op. cit. note 250, S. 209.

der platonischen Tradition (physischer Körper, Astralleib, Geist) implizit in Frage gestellt. Diese Einheit im ›cheo‹ (ich gieße) ist die Voraussetzung einer langen Initiation (vom Möglichen zum Wahrscheinlichen, vom Wahrscheinlichen zur Gewißheit). Die drei deutlich zu bestimmenden Phasen weisen auf drei Wirklichkeiten hin, ohne deren Einheit zu bestätigen:

– der Körper als möglich für das Erkenntnisvermögen
– der Körper als wahrscheinlich für die Imagination
– der Körper als gewiß für die Sinne.

»*... Wir haben drei Arten von Ideen oder von primären Vorstellungen unterschieden, die jede auf unabhängige Weise und nicht durch Vergleich der einen mit der anderen zu erkennen sind, um unsere Vorstellung von der Seele, vom Körper und von der Verbindung zwischen Seele und Körper zu erläutern... Erstens stelle ich also eine große Verschiedenartigkeit dieser drei Arten von Vorstellungen fest, da die Seele sich ausschließlich durch das reine Erkenntnisvermögen begreifen läßt; der Körper, d.h. die Ausdehnung, die Gestalten und die Bewegungen lassen sich ebenfalls durch das Erkenntnisvermögen begreifen, doch besser noch, wenn das Erkenntnisvermögen von der Imagination unterstützt wird; und schließlich sind die Dinge, die die Verbindung von Seele und Körper ausmachen, durch die das Erkenntnisvermögen allein nur ungenügend zu begreifen, nicht einmal durch das Erkenntnisvermögen unterstützt von der Imagination; aber sie lassen sich sehr klar durch die Sinne erkennen.*«[6] Zusammenfassend läßt sich sagen, daß die Intelligenz die Kenntnis von der Existenz und vom Wesen der Seele liefert; die Imagination und die Sinne liefern die fragwürdige Erkenntnis von der Existenz des Körpers, doch nicht von seinem Wesen. Das Erkenntnisvermögen oder die Intelligenz ist ein objektiviertes Instrument für eine mögliche Kenntnis des Körpers.

6 DESCARTES: »Lettre à Elisabeth« v. 28. 6. 1643, S. 99-100.

Zum Abschluß sei bemerkt, daß René Descartes mit dieser Philosophie ein Bild des Menschen schuf, das durch die Entwicklung der offiziellen Medizin im Abendland bestätigt wurde. Indem er den Körper als ausgedehnte Substanz, vereint mit der Seele als denkender Substanz, erfaßt, denkt er den Körper in einer instrumentalistischen, mechanischen Sicht, dominiert von einer behelfsmäßigen Moral in typisch rationalistischem Rahmen, und bereitet damit einer intellektualistischen Hierarchisierung der menschlichen Fähigkeiten den Weg, bei der dem Körper nie mehr als eine niedrig geachtete Domestikenrolle zuerkannt wird. Sein Denken bringt deutlich den ganzen Idealisierungsprozeß des Körpers und die ihm zugrundeliegenden philosophischen Vorstellungen zum Ausdruck. Vom anthropologischen Standpunkt aus gesehen, führt uns die Beschreibung der Rationalisierung des Körpers in die Analyse des typischen Mechanismus einer medizinischen Betrachtungsweise und der Auffassung vom Menschen, die diese stillschweigend voraussetzt. Der Körper ist insofern ein ›Harlekinkostüm‹, als die verschiedenen philosophischen Bilder vom Menschen ihr Augenmerk darauf richten. Er ist der Ort des Verlangens, der Angst und des Todes und deshalb das Feld der Mythen.

Wie wir in aller Bescheidenheit zu zeigen versucht haben, ist der Körper ebenfalls ein Symbol, dessen sich eine Gesellschaft bedient, ihre phantastische Vorstellung in Szene zu setzen, das dominierende Bild, das sie von sich selbst gibt.

Die philosophische Imagination in der Schöpfung des Menschen

Seit jeher bemüht sich der Suchende, das Unerforschte zu erforschen. *Goethe* sagt es folgendermaßen:

»Das schönste Glück des denkenden Menschen ist, das Erforschliche erforscht zu haben und das Unerforschliche ruhig zu verehren.« (Maximen)

Den letzten Errungenschaften der Wissenschaft zufolge gibt es in Wahrheit keine solide Materie. Alles läßt sich auf einige Partikel des Kosmos reduzieren, und diese Partikel lösen sich in Wellen und Licht auf. Nach *Einstein* entspricht die Materie der Energie, d. h., die Materie ist nichts als im Atomkern konzentrierte Energie. Schon *Einstein* und *Planck* haben zudem gezeigt, daß sich hinter den kleinsten Dingen eine Intelligenz verbergen muß. Wir können daraus schließen, daß sich lebende Materie aus dem Spirituellen, dem Denken und der Psyche entwickelt hat. Das älteste esoterische Wissen findet so schon teilweise seine Bestätigung.

Ist das Leben nicht der Form vorausgegangen – und überlebt es nicht jegliche FORM?

Wenn Geist und Materie nichts als zwei Zustände der gleichen Sache sind, weder Geist noch Materie, sondern das LEBEN, das ewige Leben, müssen wir dieser Intelligenz, dieser Elementarkraft ein Bewußtsein unterstellen.

Den esoterischen Lehren zufolge ist lebendige Materie nichts als Geist (das Prinzip des *Akasha*). Denken und Psyche, Genese und Evolution der materiellen Gestalt gehen also von einer übergeordneten Kraft aus. Die »innere Seele« der psychischen Zelle gibt ihr Leben.

Für eine eingehendere Betrachtung der Zelle verweise ich auf das Werk von *H. W. Dover: »Introduction à l'occultisme«*.

Im Brockhaus (›Biologie‹) lesen wir in bezug auf die lebende Form: »*Das Individuum* ist die organisatorische Einheit einer Vielfalt von Teilen, von denen jedes jeweils die Charakteristika der lebenden Form enthält – eine Hierarchie.«[1]

Läßt sich daraus nicht ableiten, daß, wenn der Mensch eine organisatorische Konzentration von Elementen ist, Wesen existieren müssen, die Konzentrationen von menschlichen Körpern sind (in der Transzendenz), und daß die Erde, das Sonnensystem und das Universum im Sinne dieser Definition ebenfalls Individuen sind?

Die jeweilige Vision der Dinge, der Tatsachen und ihrer geheimen Verbindungen gilt für uns als wahr, solange aus dem Erlebten und der Erfahrung keine neue Sicht der Dinge resultiert, die sich mehr und mehr dem Transzendentalen nähert. Somit sind die Grenzen unseres Wissens das Kriterium, das wir auf Menschen und Dinge anwenden.

Die Blume hat ihre Blätter, die Rose ihren Duft, die Sonnen haben ihre Planeten und das Universum. Doch was verbirgt sich hinter diesem Schleier von Phänomenen?

Wenn der Ewige existiert, warum sollte er sich dann als nicht-ewig manifestieren? Warum gibt man der Nicht-Form Gestalt? Dem Lautlosen den Ton?

Und wenn alle diese Formen Hülsen der Zeit wären? Verlassen und vergessen von der Zeit? Wenn der Tod zum Leben führte und nicht das Leben zum Tode?

Entstammt die Materie dem Geist, oder entstammt der Geist der Materie? Warum sollte das Unendliche endlich, das Unsterbliche sterblich werden?

Wozu der ganze Lebenskampf? Ist es denn nicht immer das gleiche Elementarprinzip, die gleiche Elementarkraft, die in uns den Kosmos aufbaut und die wir Gott nennen können? Doch das Werk scheint unvollendet.

Wir waren uns unseres Seins nicht bewußt, als das spirituelle Fundament der Welt geschaffen wurde. Wir haben unser

1 Brockhaus, Bd. 2, 1983.

Recht auf Geburt gleichzeitig mit der primären Einheit vergessen, das Eine im Ganzen und das Ganze im Einen.

Was ist aus unseren Beziehungen zu den Gestirnen geworden? Der Schleier der Isis hat sich über alle diese Fragen gebreitet, und über jede von ihnen ließen sich ganze Bücher schreiben.

»Ich bin, was ist, was war und jemals sein wird, und kein Sterblicher hat je meinen Schleier gelüftet«, besagt eine Inschrift auf dem Isistempel in Ägypten.

Der Mensch muß das Bewußtsein seiner Unsterblichkeit wiederfinden, damit er einen Blick hinter das Geheimnis der Geheimnisse werfen kann.

Im Buddhismus ist das Wesentliche für die Entfaltung des Bewußtseins nicht die Philosophie, nicht die Logik, sondern ein intuitives Erkennen der großen Wahrheiten. Ein ausschließlich im Glauben begründetes Hinnehmen von Doktrinen bringt den Sterblichen keinen Schritt weiter. Die Selbsterkenntnis, das persönliche Erkennen der Wahrheit, ist und bleibt das Wesentliche! Im *Hinayana*-Buddhismus geht es nicht um einen persönlichen Gott; selbst die Schöpfer und Erbauer des Universums haben eine begrenzte Lebensdauer, da sie als Einzelwesen ihr Ende finden, wenn sie den ›Zustand der Gnade‹ erreichen.

Nach diesem kurzen Hinweis auf einige hinduistische Vorstellungen über die Erfahrung der göttlichen Wahrheit möchten wir nun auf das eingehen, was uns im christlichen Abendland vorliegt und was in einigen Punkten mit dem obigen Rückschluß auf den Ursprung des sichtbaren Menschen übereinstimmt – immer unter der Voraussetzung, daß eine Analogie Forschungsansätze anbietet.

Im Pentateuch (erstes Kapitel, dritter Vers) steht geschrieben: »Und Gott sprach ...« Auch Johannes beginnt so: »Am Anfang war das Wort, und das Wort war bei Gott, und das Wort war Gott.«

Mit diesem magischen Akt des Wortes wurden die Kräfte, die Mächte und die spirituellen und schöpferischen Intelligenzen aus ihrer Ruhe gerissen und begannen so die spirituellen Fundamente der Welt zu bauen. Das Wort (die Praxis des Mantra), Laut und Kraft, hat den spirituellen und schöpferischen Hierarchien die zur Erschaffung der materiellen Welt nötigen Impulse gegeben.

Noch einmal ist hier Johannes zu zitieren (1, 2-3): »Dieses (das Wort) war im Anfang bei Gott. Alles ward durch dasselbe, und ohne dasselbe ward auch nicht eines, das geworden ist.«

Drängt sich da nicht die Frage auf, ob »Wort« nicht LEBEN bedeutet? Ist das Wort nicht ein magischer Akt, der notwendige Impuls für die Transformation eines Zustandes? Braucht nicht die Wissenschaft ebenso wie die Magie gewisse Worte, Zeichen und Zahlen, um die Transformation von einem Zustand in den anderen wiederzugeben?

Alle diese Prozesse und Modifikationen eines Zustandes bestätigen, daß sich an erster Stelle ein spiritueller Impuls finden muß, d. h., daß die spirituelle Welt als erste geboren wurde und die materielle Welt hernach – innen wie außen, oben wie unten (Hermes Trismegistos).

Unsere Welt ist in bezug auf die Möglichkeiten notwendigerweise ein Prototyp in der spirituellen Welt, und EINE Intelligenz muß sich entschlossen haben, das Leben in der Form, die wir kennen, zu erschaffen.

Wir wissen heute, daß das Sichtbare und das Unsichtbare von Vibrationen verschiedenster Art, von unterschiedlichen Rhythmen und Frequenzen zerstört werden können – lauter Eigenschaften des »WORTES« in der Praxis des Mantra.

Je spiritualisierter eine Kraft ist, desto höher ist ihr Grad an Vibration (Farben lassen sich z. B. aufgrund ihrer Vibrationen messen). Es erscheint höchst wahrscheinlich, daß die Verlangsamung der Geschwindigkeit die Verdichtung der Materie ermöglicht hat – und damit das Erscheinen der Welt. Eine Verdichtung geschieht nur gradweise, jedoch fortschreitend – oft unmerklich. Die feine Materie durchdringt auf diese Weise die gröbste, verkleinert ihren Umfang durch Kondensation bis sie zur festen Materie wird.

Die Erbauer der Welt erscheinen als außerordentlich intelligente Wesen, die im Besitz magischer Kräfte sind; doch auch sie müssen dem Dualismus unterworfen sein. Erst auf einem höheren Niveau gelangt der Dualismus in die einpolige Welt des Göttlichen und von dort in einen Zustand des Lichts.

Wir können also annehmen, daß im Falle einer Verminderung der Vibrationsfrequenz ebenfalls intelligente Wesen existieren müssen, die den niederen Kräften entsprechen, welche jeweils auf ihrem Niveau für die Erhaltung der Ordnung der Welt verantwortlich sind.

Solange der Mensch noch eine enge Verbindung mit der Natur aufrechterhielt, war er sich der Existenz von Geistern bewußt, Geistern der Erde, der Luft, des Feuers und des Wassers. Heute sind das für die meisten von uns nur noch Legenden. Wie dem auch sei – diese Wesen füllen den Mikrokosmos um uns herum – wir begegnen ihnen in zahlreichen Volksmärchen.

Ist es nicht gerade diese Ablehnung all der außergewöhnlichen Dinge zwischen Himmel und Erde, die uns zwingt, immer eine neue Form zu akzeptieren, bis wir erkennen, daß es noch eine überlegenere, noch erstrebenswertere gibt, deren Kenntnis uns nur über das Bewußtsein des psychischen Körpers vermittelt werden kann? Selbst Buddha lächelt.

Was sagen nun das Alte und Neue Testament dazu? Sie lassen durchblicken, daß die Frage der Reinkarnation Teil der christlichen Mythologie ist (Math. 16, V.14; 11, V.14). Auch geben sie auf diese Frage Antwort mit dem Fall eines Blinden: Wer hat gesündigt, er oder seine Eltern? Ein von Geburt an Blinder kann nicht gesündigt haben, es sei denn, er hat schon einmal gelebt. »Mensch, du wirst ernten, was du gesät.« Das Thema der Reinkarnation ist in allen bekannten großen Mythologien enthalten.

Die Biologen nehmen an, daß das Leben nicht nur als eine Folge komplizierter physikalischer und chemischer Ereignisse verstanden werden darf, sondern daß darüber hinaus das Lebendige diese Gesetze benutzt, um das Phänomen Leben auszulösen. Um eine Zellteilung herbeizuführen, braucht es weder Zeugung noch Geburt: Die Reaktivierung des Lebensimpulses erzeugt sich selbst. Der Biologie ist es ebenfalls gelungen, das Gegenteil einer Zellteilung, also eine Fusion nachzuweisen. Wir haben es dabei mit einem gesteuerten Prozeß zu tun. Aus grauer Vorzeit auf uns gekommen, überraschen uns die Mythen mancher Völker durch ihre Übereinstimmung. Denker und Forscher machen oft unabhängig voneinander gleichzeitig die gleichen Entdeckungen auf zwei verschiedenen Kontinenten.

Die kosmischen Archetypen sind zu allen Zeiten und an allen Orten die gleichen. Auch die Mythen stimmen im Wesentlichen miteinander überein.

Dieses universelle WESEN drängt empfindende Menschen dazu, das Vertraute und das Erlebte schöpferisch in Form von Mythologie zusammenzufassen, um es dem Menschen zugänglich zu machen. In den ersten Hindu-Mythen, den ältesten der Menschheitsgeschichte, besaßen die Menschen noch keine soliden, gewichtigen Körper. Sie waren Licht- und Flammenwesen, schwebten über der Erde und besaßen eher einen ›ätherischen‹ als einen irdischen Körper. Sie kannten weder Krankheit noch Tod; die Geburt war nichts als ein Vertauschen der Hülle. Die spirituelle Welt blieb ihr Zuhause, und auf der Erde waren sie nichts als flüchtige Besucher.

Im Gilgameschepos wird zum ersten Mal auf wundervoll poetische Weise der Kummer des Gilgamesch über den Tod seines Freundes Enkidu beschrieben, und es zeigt deutlich, daß sich das Bewußtsein schon stark an das Materielle, das Körperliche gebunden hatte.

Der Augenblick war gekommen, wo der Tod eine Ursache sucht. Man kann seit jeher die Wurzeln dessen in den Substanzen eines jeden Organismus finden. Die Embryonalentwicklung, das Wachstum, die Ernährung, die Heilung sind somit nicht materielle, irdische Prinzipien, sondern kosmische. Der Geist sieht sich mehr und mehr gezwungen, seine

Kräfte in der Form zu konzentrieren, die wir kennen, wobei er sich unweigerlich begrenzt.

Die These, der zufolge der Mensch geboren wird, indem er der Materie die ›spirituellen Werte‹ entnimmt, kann nicht bewiesen werden. Keine Materie, so, wie wir sie verstehen, besitzt ein Bewußtsein. Die Materie kann daher nur das Endprodukt einer Konzentration spiritueller Kräfte sein. Der Eintritt in eine Phase des Bewußtseins kann nicht damit erklärt werden, daß der Geist, der in der Materie steckt, absorbiert werde, denn sonst müßte sie selbst über ein EGO verfügen!

Wenn wir die kabbalistischen Thesen studieren, finden wir das *erste* göttliche Prinzip, welches allen beseelten Wesen das Leben einhaucht. Das *zweite* göttliche Prinzip schenkt allen pflanzlichen Substanzen den Lebenskeim. Das *dritte* göttliche Prinzip verteilt ihn auf alles, was im Bereich der Minerale existiert. Wie könnte es anders sein?

Daraus ergibt sich, daß der Mensch gleichzeitig auf verschiedenen Kontinenten auftauchen konnte. Wer kann behaupten und beweisen, daß der Mensch nicht der erste der Welt war? Zu Anfang brauchte er nicht einmal Nahrung. Die spirituelle Nahrung reichte ihm, was verschiedene indische Gurus und ›Heilige‹ bestätigen.

Der Bibel zufolge war der erste Tag der Schöpfung der Tag des Lichts. Die Materie war also schon so weit verdichtet, daß das Licht sich darauf reflektieren konnte. Darum wurde der erste Tag der Woche Sonntag (der Tag der Sonne) genannt. Der zweite Tag steht in Verbindung mit dem Wasser, der Abkühlung, dem Mond *(lundi*[2]*)*, und am dritten Tag wurden Erde und Wasser getrennt, nachdem die Abkühlung dies möglich gemacht hatte. »Daraufhin füllte das Wasser die Tiefen« ... Die Abkühlung des Dampfes zu Wasser hat uns unsere Vorstellung von der Zeit gegeben. »Die Dunkelheit atmete über den schlafenden Wassern des Lebens«, des teilweise kondensierten Geistes. Die Wasser des Lebens oder

2 französisch *la lune*, der Mond. (Anm. d. Übers.)

das Chaos, weibliches Prinzip in der Symbolik, sind (für unsere Ideenwelt) die Leere, in der sich Geist und Materie verbergen.

In allen Schöpfungsmythen spielt das Wasser die gleiche bedeutsame Rolle. Es ist die Grundlage und die Quelle der materiellen Existenz. Der große Philosoph *Thales* schreibt, daß alles aus dem Wasser gekommen ist. Es ist nicht Ziel dieser Studie herauszufinden, warum und wo im All die Erde erschaffen wurde.

Der Raum ist Illusion, denn wenn die Bewegung der Protonen, Neutronen und Elektronen aufhört, verschwindet jegliche Erscheinung von Raum und Materie.

Die Zeit dagegen kann mit einem mathematischen Punkt ohne Anfang und Ende verglichen werden. Zeit im objektiven Sinne gibt es nicht, sie findet sich im Raum an sich.

Lange vor Christi Geburt wurden die Menschen in drei Hauptgruppen geteilt:

- Physikoï (materielle)
- Psychikoï (psychische)
- Pneumatikoï (spirituelle)

Für die Physikoï endet alles mit dem Tode.
Der Psychikoï rechnet mit einem Leben nach dem Tode.
Der Pneumatikoï versteht die Zusammenhänge.
Wir können noch immer die Menschen heute in diese Kategorien teilen.

Diese kleine Reise durch die Welt der Mythen anhand verschiedener Geschichten der Genese der Menschheit soll als Vergleichsbasis für die folgenden Schlüsse über die Erscheinung des Menschen dienen. Aus verständlichen Gründen wird auf Einzelheiten nicht mehr eingegangen. Ein jeder muß sich selbst eine intuitive Vorstellung von dem Gegenstand schaffen, die ihn zum Wissen führen kann. Ein Beharren auf den antiken Theorien würde einen Atavismus bedeuten, eine Regression der spirituellen Entwicklung.

In der Genesis tauchen die vier Hauptelemente immer wieder auf: Erde, Feuer, Wasser, Luft. Als fünftes Element kommt das Prinzip des *Akasha* (Intelligenzprinzip) dazu, das sich hinter den kleinsten Dingen findet *(Einstein – Planck)*. Dieses Intelligenzprinzip, wie die Wissenschaft es nennt, benötigt wie in der Beschwörungsmagie – wenn auch auf einem ganz anderen Niveau – die vier Hauptelemente, um willentlich einen Zeugungsakt vollziehen zu können.

Die Gedanken des Intelligenzprinzips sind Kräfte, die sich der Idee folgend zu einer ätherischen Substanz formen. Sie können sich je nach angestrebtem Ziel zu Materie verdichten und existieren, solange sie von Kräften genährt werden oder bis die vorbestimmte Dauer dieser Existenz abläuft.

Das Leben eines durch Beschwörung gezeugten Wesens im Mikrokosmos ist von vorneherein zeitlich begrenzt. Es löst sich von selbst wieder in Grundsubstanzen auf. Wenn der Magier diese zeitliche Limitierung vergäße, könnte das Wesen ihn überleben und somit Besitz von seinem EGO ergreifen, um als unabhängiges Wesen weiterzuleben und sich weiterzuentwickeln.

Es erscheint angebracht, an dieser Stelle eine kurze Definition der Magie zu geben. Magie ist nicht, was die Unwissenden daraus machen! Sie ist an und für sich absolute Kenntnis der Natur und ihrer Gesetze. In der Tradition werden die Magier Könige genannt. Die Initiation in die wahre Magie ist durchaus eine Initiation in die königliche Kunst.

Ist das Leben eines jeden Menschen nicht vorherbestimmt? Die Genetik sorgt dafür. Dennoch ist für einen kreativen Akt Intelligenz vonnöten, welche willentlich das Prinzip des *Akasha* (Grundelement) erkennen und formen kann. Das Grundelement ist das Leben, die Teile sind also überall vorhanden.

Es genügt das WORT, um diese Kräfte in Individuen zu teilen.

Nicht nur die Götter findet man in den Mythen der Menschheit oder in den Märchen, der Mensch muß selbst begreifen, wo sich seine Urheimat befindet.

Die imaginäre Vision der Welt

Die aktuellen Entdeckungen und Feststellungen der Experimentalphysik lassen mehr und mehr erkennen, daß ein Bereich existiert, der den klassischen Forschungen entgeht, ein suprawissenschaftlicher Bereich. Vor allem die neuen Entdeckungen, die das Atom betreffen, leiten eine Ära ein, die zwingend auf das Neuland des Transzendentalen führen muß.

Der gegenwärtige Träger der Weltkultur, der abendländische Weiße Mann, geht an der Realität vorbei, trotz seines so gepriesenen Interesses für die greifbaren Dinge. Man wird noch lange warten müssen, bis er das Konkrete im Transzendentalen entdeckt und seine Existenz zugibt.

Auf diese Weise müßten sich die Geister zum ersten Mal vom Materialismus absetzen, denn der Realitätssinn des philosophischen Materialismus und der klassische Rationalismus gehen in der Tat nicht sehr tief.

Tatsächlich hat die Beschränkung auf diese Denkungsart die Menschheit zu einem katastrophalen Gefühlsmangel für das Somatische geführt, zu einer Art Degeneration.

Das mag paradox sein, denn unsere derartig intellektualisierte Epoche widmet dem Körper außerordentlich viel Aufmerksamkeit (Sport, Schönheitspflege, Medizin und Nudismus im besonderen).

Aber der Akzent liegt auf dem Wort ›Gefühl‹! Dieses Gefühl für die Aufnahme von Sinnesempfindungen und das Triebhafte in unserem Körper hat der Weiße Mann unserer Tage fast vollständig verloren.

Dieser Umstand ist heute eines der Probleme unserer Kultur, unserer Wissenschaft und unseres Lebensstandards geworden.

Auch aus diesem Grunde kann ein Individuum jetzt die okkulten Phänomene nicht mehr außer Acht lassen.

Tatsächlich nähert sich die suprawissenschaftliche Weltsicht mehr und mehr der magischen Weltsicht. Je präziser wir denken, desto mehr öffnen sich uns die Augen für die Ungenauigkeit unserer vorgefaßten Grundsätze. So entsteht eine Vorstellungswelt, in die die okkulten Phänomene eingefügt werden müssen, was notwendigerweise zum Wissen über den Realitätsgehalt des Phänomenalen und des Irrationalen beitragen müßte.

Wir erkennen uns und unsere Umwelt mit Hilfe der Wahrnehmungsfähigkeiten unserer fünf Sinne. Aber was ist die Umwelt? Was sind ›wir‹?

Es besteht kein Zweifel darüber, daß wir ein Stück der Umwelt sind und daß wir dazugehören. Dennoch haben wir die Gewohnheit, unser Ich von der Umwelt, vom Kosmos, abzugrenzen. Diese Gewohnheit, die man schon empirisch nennen muß, stammt aus den Anfängen des Lebens des Individuums, wenn das Kind sich seiner selbst bewußt wird und zum ersten Mal von sich selbst als ›ich‹ spricht.

Im eigentlichen Wortsinn ist das ›Ich‹ also ein Bewußtseinszentrum, ein Knoten im Bereich der unendlichen kosmischen Kräfte. Es kann von allem Inhalt entblößt werden und nur noch das Prinzip der Bewußtwerdung darstellen.

Wer kann denn wirklich sagen, wo unser ›Ich‹ anfängt und wo es aufhört?

Was wir konkret von der Persönlichkeit und der wirklichen Individualität sehen, kann nichts anderes als ein Komplex von Wahrnehmungselementen sein, der sich prinzipiell in nichts von unserer realen Umwelt unterscheidet.

Unser Körper und unsere Seele wären also nichts als bestimmte Wahrnehmungskomplexe wie ein Baum, ein Tier oder irgend etwas anderes, das wir wahrnehmen können.

Dennoch, wenn wir unsere Persönlichkeit mit der Umwelt konfrontieren, ergibt sich daraus, daß unsere Fähigkeit der Bewußtwerdung genau in dem Punkt, den wir unser ›Ich‹ nennen, mit den kosmischen Kräften in Einklang steht. Aus diesem Grunde ist auch unser Körper, die uns am nächsten umgebende Umwelt, mit einem reicheren und feineren Energiepotential ausgestattet als die vergleichsweise entfernteren Schichten der irdischen Existenz (mental, psychisch oder sinnlich). Wenn ein Staubkorn in unser Auge gerät, empfindet unser ›Ich‹ Schmerzen. Andererseits könnten ganze Sonnensysteme aus dem Universum verschwinden, ohne daß man diese Umwälzungen wahrnehmen würde und ohne auch nur den kleinsten Eindruck auf uns zu machen.

Unser Körper stellt eine Summe potentieller kinetischer und universeller Energie dar. Er dominiert über seine ›adligen Vorfahren‹, Tiere, Pflanzen, Minerale, bis hin zum Anfang aller Dinge. Unser Körper enthält das gesamte Wissen des Kosmos vom ersten Spiralnebel an.

Unser Körper wird von den Energien des Alls durchdrungen, die aus dem Unendlichen kommen und dorthin zurückkehren. Diese Energien treiben somit die ›Mühle‹ unserer Existenz, unseres Lebens an.

Was wir ›Seele‹ nennen, ist die Summe der Energien der Welt, der Zustände der Welt, der Vergangenheit der Welt, deren wir uns nur vage bewußt sind. (Das Unterbewußte ist Teil des Seelenkörpers!)

Im Tagesbewußtsein, im Bewußtsein der normalen Existenz, wird das ›Ich‹ einer Vielfalt von Dingen ausgesetzt. Die Synopsis, die umfassende Sicht der Kräfte der Welt, ist mit Hilfe der inneren Vision leichter als mit der äußeren Vision.

Und hier liegt das Mysterium der inneren Vision. Der Mystiker erlebt über seine ›Seele‹ hinaus die Unendlichkeit des Kosmischen und seine Relation mit dem Mittelpunkt, den wir GOTT nennen.

In diesem Sinne könnte man GOTT als das Zentrum eines Netzwerkes darstellen, mit dem das ›Ich‹ in direkter Verbindung steht wie ein Knotenpunkt.

Die Kabbala interpretiert GOTT, Engel und Dämonen als inkorporierte Dynamik, also innewohnende Dynamik.

In dem Beispiel des Netzwerkes wäre GOTT der Mittelpunkt eines Koordinatensystems, das nach oben eine positive, nach unten eine negative Ausdehnung hat.

GOTT besitzt somit einen Pol des Lichts und einen Pol der Finsternis, ein weißes und ein schwarzes Ende, ein höheres und ein niederes.

Nichts geht GOTT voraus. Alles, was kommt und geht, kommt und geht in seinem ›Schatten‹.

Die Juden waren die ersten, die auf abstraktem Gedankenwege das weiße und das schwarze Ende trennten. Das letztere wurde mit dem Phantom des Teufels gleichgesetzt.

Es kann also im Prinzip keine schwarze und weiße Magie geben, wie sie den Geist des Menschen seit jeher beunruhigt. Der Unterschied kann nur in der Absicht, im Ziel liegen.

All unsere Darstellungen von GOTT, vom Universum und von unserer Umwelt können sich nur begreifen lassen als Bild einer gemeinsamen Bewegung der unendlichen Natur in einem Koordinatensystem.

Unterschiedliche Zusammensetzungen von Kraftfeldern rufen Bildvorstellungen in unserem Bewußtsein hervor. Eine Wahrnehmung der ›Dinge‹ an sich gibt es also nicht. Unser Sehen, unser Wahrnehmen ist auch kein Illustrationsprozeß.

Daher benötigen Bilddarstellungen keine Analogie zu den Ursachen. Wir hören das Schrillen einer Glocke, die klingelt. Aber das hat nichts mit der Elektrizität zu tun, die das Schrillen hervorruft.

Um einen Handlungsablauf auszulösen, sind mindestens zwei Kräfte erforderlich, die aufeinander oder gemeinsam wirken. Aber die Wahrnehmungsbilder entstehen nicht allein aus den Kraftfeldern der Umwelt. Ein subjektiver Faktor muß daran teilhaben.

Jedes Bewußtseinszentrum konstruiert sich seine eigene bewußte Welt, seine subjektive Vorstellungswelt.

Dennoch muß man zugestehen, daß es eine objektive Welt der Materie gibt.

Man hat sich einen Mittelpunkt des Ich, ein Zentrum des Bewußtseins wie einen Punkt in der Gesamtheit der kosmischen Kräfte vorgestellt. Dieser Punkt stellt einen Knoten dar, eine Verknüpfung kosmischer Kraftlinien. Er steht mit dem gesamten Kosmos in Verbindung wie eine Schlaufe in einem Fischernetz.

Die möglichen weiter entfernten Schichten sind mittels der somatischen Sphäre dem Mittelpunkt des Ich indirekt zugänglich. Das sind zunächst Kraftkomplexe, die den Charakter von ›Dingen‹ nur unter gewissen Bedingungen annehmen können.

Wenn wir gegenwärtig unseren Körper eher als ›Gefängnis unserer Seele‹ empfinden, liegt das daran, daß sich die Fähigkeiten, die äußere Welt als psychische Inhalte zu erleben, verwässert, wenn nicht gar aufgelöst haben.

Der Unterschied zwischen der Seele oder inneren Welt und der äußeren oder wahrnehmbaren Umwelt beruht allein auf der Tatsache, daß die Seele ein Komplex von Empfindungswahrnehmungen, die äußere Welt dagegen ein Komplex von Sinneswahrnehmungen ist. Aber eine klare Grenze besteht nicht. Die Übergänge sind fließend. Die empfindbaren Phänomene bekommen leicht Bildcharakter, und die Sinneswahrnehmungen werden von Empfindungen gefärbt (z. B. Geruch, Geschmack, Hautirritation).

Daß empfindbare Phänomene zu bildhaften Vorstellungen werden können und umgekehrt, ist der Grund dafür, daß der Natur eine Seele zugeschrieben wird, ist Ausgangsbasis für Animismus und Dämonismus.

Auf diese Weise läßt sich jedes magische Phänomen erklären. Nur wer in der Lage ist, Dinge zu beseelen und der Seele Gestalt zu geben, ist ein Magier.

Diese Phänomene kommen beim durchschnittlichen Europäer nicht mehr vor. Aber manche Menschen sind dessen heute noch fähig. Die Wissenschaft nennt sie ›Hysteriker‹.

Carl Ludwig Schleich sagt dazu: *»Hysterie ist weder eine Erkrankung des Nervensystems an sich, noch eine zeitweilige Selbstintoxikation des Organismus durch eine interne Drüsensekretion. Es ist eine Verirrung der Vorstellungskraft. Es handelt sich um ein Übergreifen imaginativer Strömungen der rechten*

Gehirnhälfte auf die Gewebefunktionen, eine Anomalie genau dort. Die Hysterie birgt ein bislang unentzifferbares metaphysisches Mysterium – ungeheuerliche okkulte Prozesse. Es handelt sich um einen Sonderfall von Ideation, einen Übergang vom subjektiven Gedanken zu objektiver Realität.«[1]

Die Verbindung zwischen dem Seelenleben und dem konkreten Leben sowie die Tatsache eines unmittelbaren Überganges der Gefühle in wahrnehmbare Realitäten der äußeren Welt sind und bleiben die Grundlagen jeder Magie.

Wie gelingt es einer Person, die Dinge wahrzunehmen?

Nehmen wir die Aufzeichnung eines Erdbebens mit einem Seismographen zum Beispiel.

Wenn die schwarz, rot oder blau aufgezeichneten Kurven breiter oder schmaler werden, so hat diese Aufzeichnung nichts mit dem eigentlichen Erdbeben oder seinen Folgen zu tun.

In gleicher Weise bringen die Schwingungen aus dem Bereich der kosmischen Kräfte die verschiedensten Vorstellungen jenseits unseres Körpers auf das Kurvenblatt unseres Bewußtseins.

Doch diese Vorstellungen ähneln den Energie-Schwingungen ebensowenig wie das Erdbeben den roten oder schwarzen Kurven.

Es ist Eigenart einer Wahrnehmung, vorgestellt, d. h. projiziert zu werden. Auf diese Weise liefert unser Bewußtsein uns automatisch ein Bild, und dieses Bild erzeugt dann eine Umwelt.

Man kann also sagen, daß dieses Bild nicht die Sache an sich ist, sondern die Folge einer gemeinsamen Aktion kosmischer und körperlicher Energien. *Ohne Körper* kann es also kein Bewußtsein geben, wie es keine Kurve eines Erdbebens ohne Seismographen geben kann.

In unterschiedlichen Epochen und in anderen Kulturen hat es ›Vorstellungswelten‹ gegeben, die sehr verschieden von

1 Carl Ludwig SCHLEICH: Gedankenmacht und Hysterie, S. 60–63.

den unseren, doch sehr bedeutsam waren bzw. sind. Man könnte daraus die Idee einer Pluralität der Welten ableiten, denn: »Im Haus meines Vaters gibt es viele Wohnungen!«

C.F. Endres fügt hinzu: *»Was für uns Menschen die ›Welt‹ ist, ist ein unsäglich kleines, reduziertes Fragment, in seiner Ausdehnung begrenzt und von unserer Wahrnehmung und unserem Urteil subjektiv verändert, ein Fragment eines unsagbar kleinen Teiles eines unsagbar kleinen Partikels in einem Stäubchen des Universums. Und um uns herum: das MYSTERIUM.«*[2]

Man könnte folgenden Einwand machen: Somit schwindet jegliche Unterscheidung zwischen den subjektiven Vorstellungen und den objektiven Wahrnehmungen.

Aber besteht denn wirklich ein Unterschied?

Imagination und Wirklichkeit sind auf die gleiche Weise Produkte der kosmischen Dynamik und der körperinternen Kräfte. Und wenn unser Konzept der »Wirklichkeit« tatsächlich relativ ist, verliert es seinen eigentlichen Sinn.

Dennoch machen wir ständig einen Unterschied zwischen Imagination und Wirklichkeit.

Der Grund hierfür liegt vermutlich darin, daß die Imagination einen höheren Kondensationsgrad kosmischer Energien besitzt, während die Wahrnehmung der Umwelt eher das Resultat von Aktionen entfernter Schichten kosmischer Kräfte ist.

Gleichgültig, ob es sich um Imagination oder um Wahrnehmung handelt, kann keine unserer Vorstellungen anhand eines ›DINGES‹ identifiziert werden, denn die Phänomene des Bewußtseins entspringen nicht aus den Dingen selbst. Sie sind nur der Werkstoff möglicher Dinge!

Genausowenig kann es Vorstellungen geben, die man mit

2 C. F. ENDRES: Das Geheimnis der Freimaurer. Stuttgart 1947.

Recht als ›richtig‹ oder ›falsch‹, ›genau‹ oder ›irrtümlich‹, ›wirklich‹ oder ›möglich‹ bezeichnet, denn diese Beurteilungen unterstellen immer eine Sachwelt jenseits unserer Vorstellung.

Was sagt *C. F. Endres* dazu? *»Selbst der Materialist irrt, wenn er sich ›zu Recht‹ ›im Besitz der Wahrheit‹ meint. Unsere Sinneswahrnehmungen liefern uns nicht die Wahrheit. Alle äußeren Eindrücke bedienen sich zunächst des Wahrnehmungsapparates unseres Körpers, der sie filtert und entsprechend unserer somatischen Fähigkeiten interpretiert.«*[3]

Die Vorstellungen, die in der bewußten Welt den besten Boden finden und ein Maximum an Intensität entfalten, drängen sich als ›wahr‹ auf und werden als ›wahr‹ wahrgenommen. Damit lebt der sogenannte rationale Mensch unserer Zeit vor allem aus der Imagination.

Unser Körper ist dem Energiekreislauf unterworfen. Im Laufe der Zeit hat er sich durch Aufnahme kosmischer Kräfte aufgebaut. Sein Leben lang absorbiert er Energie (Ernährung, Atmung, Wärme, Lichtstrahlen, magnetische Einflüsse, Töne, Druck usw.). Gleichzeitig gibt er Energie an den Kosmos ab (Nervenleistung, Muskelarbeit, Atmung, verschiedene Ausscheidungen).

Unser Körper ist einem Elektromotor im Schaltkreis des Universums vergleichbar.

Die Grundlage unserer gegenwärtigen Welt wird damit deutlich veranschaulicht. ›Unser Körper‹ ist dementsprechend nichts als ein Produkt bestimmter Energien im Bereich unseres Bewußtseins.

›Die reale Welt der Dinge‹ wird im Laufe unserer Überlegungen allmählich verschwinden und sich zu einem »Vorstellungsbild« wandeln.

Ein Zitat von *C. F. Endres* erhellt diesen Gedanken: *»Ausgestattet mit sehr speziellen, sehr menschlichen Wahrnehmungsorganen sowie Organen, die das Wahrgenommene integrieren,*

3 C. F. ENDRES: a. a. O.

findet der Mensch sich in der Welt und baut sich SEINE Welt mit ihrer Hilfe.«[4]

Die einzige Realität, die bleibt, residiert nur im energetischen Parakosmos, der nichts mit dem Universum, das wir uns vorstellen, zu tun hat, außer, daß er den nötigen Impuls für das Entstehen dieser Vorstellungswelt gegeben hat.

C.F. Endres betont: *»Wir müssen die alte Weise aufgeben, müssen aufhören, den Menschen zum Maß aller Dinge zu machen. Der Mensch ist nur Maß des Menschlichen. Wir haben kein gültiges Maß aller Dinge. Das große MYSTERIUM spottet unserer Anmaßung.«*[5]

Wenn wir meinen, vieles verloren zu haben, so haben wir doch auch etwas gewonnen, wenn wir eine Vorstellung von der Struktur jenes Glücksspieles der Imagination, das wir die OBJEKTIVE WELT nennen, bekommen konnten.

Es gibt uns die Möglichkeit, in diese Struktur einzudringen oder, anders ausgedrückt, die Welt nach unseren Wünschen zu verändern. Das ist wahre Magie. Und auf dieser Basis sind wir in der Lage, Realitäten zu schaffen, wo es keine gibt.

GOTT selbst war allein in seiner Ewigkeit ohne Gestalt und ohne Form. Er schuf das Universum aus dem Nichts.

Wenn wir uns mit parakosmischen, göttlichen Kräften durchtränken, wenn wir unsere Traumkraft vergrößern, bis wir die Dinge entstehen lassen können, können wir Welten erschaffen!

Die Imagination entsteht, wenn latente Energien infolge eines wahrscheinlich unbewußten Aufnahmeprozesses aus der Körpersphäre freigesetzt werden. Dieser Energiefluß verteilt sich auf Bereiche unsichtbar vorhandener Kräfte und bezieht aus ihrer Latenz beachtliche Energien.

Eine daraus folgende Vorstellung wird nach außen projiziert. Sie manifestiert sich als Halluzination oder als Realität,

4 C. F. ENDRES: a. a. O.
5 C. F. ENDRES: Goethe und die Freimaurerei, Bühler AG., Basel 1949.

wenn sie sich mit der normalen, bewußten Welt in Einklang begeben kann. Die objektive Wahrnehmung wäre somit nur ein Sonderfall der Imagination. Die Entstehung von Bildern der kosmischen Dynamik ist dementsprechend ebensosehr Wahrnehmung wie Halluzination. Wenn es diesen gewaltigen Energiekomplexen gelingt, in den Imaginationsprozeß einzudringen, verwandelt sich zunächst die Körpersphäre selbst und dringt in die Gesamtheit der kosmischen Kräfte ein, sofern die Intensität ausreicht.

In diesem Fall können direkte Neuformungen im Bereich der Körpersphäre entstehen. Gewebe und Organe können sich erneuern, schrumpfen, wachsen usw. und auf diese Weise eine völlig neue Position im Rahmen der Existenz annehmen und ungeahnte Fähigkeiten hervorrufen.

Wer kennt nicht den medizinischen Sonderfall einer Jungfrau, die glaubt, schwanger zu sein, bei der sämtliche Symptome der Schwangerschaft dem Gynäkologen ohne jeden Zweifel erkennbar sind. Im Augenblick der vermeintlichen Geburt verschwinden alle diese Zeichen. Wir haben es hier mit einem eklatanten Fall halluzinatorischer Selbstschöpfung zu tun.

Läßt dies nicht an die Geburt Christi, die Erschaffung des ›Geistkörpers‹ *(corps pneumatique)* der Gnostiker oder die ›Erneuerung‹ der Mystiker denken? Letztere erzeugten durch Buchstabenübungen des irdischen Körpers einen Astralkörper.

Entstanden nicht auch die Stigmata der Therese von Konnersreuth und anderer auf die gleiche Weise?

Der Arzt *C.L. Schleich* schreibt in diesem Zusammenhang: »... *daß das Funktionsspiel der Phantasie, die Summe der Funktionen alles dessen, was also den Begriff der Vorstellungsmöglichkeit ausmacht, einen bildnerischen, formenden, plastischen Einfluß auf das physische Geschehen im Körper, am Betriebe der Zellmechanismen ausübt. Da muß zunächst der Nachweis geführt werden, daß überhaupt die Phantasie imstande ist, Zutritt durch die Zäune und Gehege des Zellgefüges und der Mechanismen des Blutumlaufes sowie der peripherischen Nervenströme in jedem Körpergewebe zu erhalten.«*[6]

Diese formende Kraft der Imagination kann also aus Prozessen der Energieemission jenseits der Körpersphäre in den umgebenden kosmischen Schichten entstehen und Macht über Objekte der äußeren Welt erlangen.

Die von Muskel und Werkzeug auf Dinge verübte Handlung heißt *empirisch*. Sie ist *magisch*, wenn sie auf die Imagination zurückgeht.

Aufgrund des bisher Gesagten erscheint es nicht ungerechtfertigt, der Imagination eine Vorrangstellung innerhalb unserer Lebensäußerungen einzuräumen. In der Tat gäbe es ohne sie keine Sicht der Welt, keine ›Weltanschauung‹, keine Handlung, keine Bewegung, da alle Werte, alle Ideale imaginativen Ursprungs sind.

Als Folge der Entwicklung der Zivilisation und der Technik in der abendländischen Kultur läßt sich eine Schwächung und Abstumpfung dieser Fähigkeiten feststellen.

Der mit höchster Imaginationskraft begabte Mensch ist nicht mehr abhängig vom immateriellen Empirismus. Er schöpft nach seinem eigenen Willen. Der Empirismus gehorcht den Gesetzen der Wahrscheinlichkeit. Die Imagination schöpft das Unwahrscheinliche.

Der *streng empirische Mensch* ist *entropisch*, was eine vollständige Entwertung der kosmischen Energien zur Folge hat. Im Gegensatz dazu ist der *imaginative Mensch*, der Magier, die eigentliche Heimstatt der *Ektropie*, der *Erneuerung der Welt*, der Neugeburt der Existenz.

Die MAGIE ist eine Tätigkeit autogener Kraft, die aufgrund der Imaginationsfähigkeit ausgeübt wird. Die Realität ist die Bildwerdung unserer tiefsten existentiellen Kräfte.

Wahrheit hat also nichts mit dem Rezeptiven, dem Empfangenden, zu tun, sondern mit dem Kreativen, dem Schöpfenden. Der Wahrnehmungsprozeß ist nicht ein Illustrationsprozeß, sondern ein Phänomen des Formens!

6 C. L. SCHLEICH: Gedankenmacht und Hysterie, S. 62. f.

Der *Mystiker* speichert seine körperinternen Energien nicht in potentiellen Bildern. Er zieht es vor, empfindsam in die überwältigende ›blinde Dynamik‹ des Kosmischen einzudringen.

Allein die Tiefe des ›äußeren Bildes‹, verbunden mit der inneren Vision, bietet die Kraft, Form zu geben, die Kraft, aus der die Kultur und letztlich die Magie entspringen.

Der Magier besitzt nicht nur die innere Vision, sondern auch die Fähigkeit zu gestalten (Bilder, Dinge, Formen), was er mit Hilfe der Kräfte des Alls erschafft und beseelt.

Der Mittelpunkt der kosmischen Kräfte *in uns* ist GOTT (›*daimon*‹ auf griechisch). Er repräsentiert den tiefsten Sinn, das erste Sein im Zentrum unseres Bewußtseins, das leer, zusammenhanglos und frei von den Werten parakosmischer Kräfte aus dem Chaos kommt.

Diese PARTHOGENESE der Göttlichkeit in uns, diese Urschöpfung eines Sinnes, ohne daß ein Sinn vorgegeben ist, ist das tiefste Mysterium der Existenz. Es ist das wahre INDIVIDUATIONSPRINZIP, der wahre Schöpfungsakt. Es kann niemals vom Denken erfaßt werden, denn es ist selbst Ursprung und Basis allen Denkens, aller Vorstellung.

Aufgrund seines Punktcharakters ist das Zentrum Gottes ohne Bild, ohne Gegenstand, analog dem Nichts. Er kann außerdem weder Ereignis noch bewußtes Phänomen sein, denn ein Ereignis ohne Gegenstand, eine Vorstellung ohne Vorgestelltes sind in sich selbst widersprüchlich.

Somit wird das Zentrum Gottes nur real, sofern es eine Erscheinungsform annimmt.

Genau wie die kosmischen Formen in uns die Vorstellungen von den Dingen zu linearer Form auflösen, so erzeugen diese Kräfte durch ihre punktuelle Konzentration die signifikanteste, in sich wertvollste Vorstellung, die konkrete Vorstellung von Gott.

Da Vorstellungen autogene, aus sich selbst bestehende Gebilde sind, die keiner anderen Entität, also keiner anderen Einheit des Jenseits ähneln, ist die subjektive Vorstellung von Gott ebenso ungenau oder falsch wie jede andere materielle Empfindung, die eine reale Erscheinungsform besitzt. Der Akt der Vorstellung ist durchaus ein Akt der Schöpfung des vorgestellten Gegenstandes.

Daraus resultiert, daß das Vorhandensein oder Fehlen einer Sensibilität für die punktuelle Konzentration kosmischer Kräfte ausschließlich vom Vorhandensein oder Fehlen von Bildern der Gottesvorstellung abhängt, welche unserer eigenen Schöpfungskraft entspringen.

Aus diesem Grunde besitzt der Magier immer eine bildhafte Gottesvorstellung, der Mystiker dagegen eine wesentlich verschwommenere. Der Magier gibt seinem Gott mit Hilfe der Imagination eine Gestalt und weist ihm einen Ort in der Umwelt zu. Es kann sich dabei um einen willentlichen Akt handeln oder nicht. In beiden Fällen könnte man von *Theophanie* sprechen (z. B. die verschiedenen Erscheinungen der Jungfrau in Lourdes, Notre Dame de la Salette usw.).

Gleichwohl lassen sich häufiger visuelle oder auditive Halluzinationen feststellen, Phänomene der Verdichtung, die an sich zwar weit weg, aber dennoch Vorstadien der Erzeugung eines vollständigen Bildes sind. Oft läuft noch ein anderes psychisches Phänomen ab, das zu der Materialisation von GOTT selbst in gewisser Gestalt führt.

Dieser Prozeß nennt sich *Illusion*. Die autogene Vorstellung von Gott steht nicht frei im Raum. Die Psyche wählt einen Gegenstand aus der empirischen Umwelt und projiziert die Imagination darauf. Der Illusionsprozeß zeigt sich also in einer imaginativen Transformation mit dem Bedeutungswert eines empirischen Gegenstandes, dessen physische Gestalt jedoch unverändert bleibt.

Man bezeichnet einen durch Imagination geladenen Gegenstand auch als IDOL oder Fetisch oder auch als IMAGO-SPURIUS.*

Da die Manifestation einer Gottesvorstellung auf einem absolut individuellen Akt beruht und aus dem zutiefst inne-

*IMAGOSPURIUS: Ein Gegenstand, der auf magische Weise mit einem jenseitigen Wesen verbunden ist.

ren Zentrum des ICH entspringt, kann sie sich von einem Individuum zum anderen nicht gleichen – im Gegensatz zur Erscheinung der empirischen Umweltvorstellung –, denn der Wahrnehmungsprozeß berührt die wirklichen Tiefenschichten der Individualität nicht.

Die Vorstellungen, die aus den Tiefenschichten stammen, werden ›dämonisch‹ genannt. Die von ihnen ausgelöste Umwelt heißt ›dämonische Umwelt‹.

Der Klarheit zuliebe muß gesagt werden, daß das Wort ›Dämon‹ vom griechischen ›*daimon*‹ kommt und das individuelle Gotteszentrum bezeichnet. Die Griechen unterscheiden zwischen dem ›*agathodaimon*‹, d. h. dem guten, engelhaften, und dem ›*kakodaimon*‹, dem schlechten, diabolischen.

Die Dämonen sind also keine empirischen Wesen, die durch die Wahrnehmung erkannt werden können. Sie sind vor allem bildhaften Ursprungs, wenn auch im phänomenalen Sinn ›real‹ wie empirische Gegenstände.

Da für die gleichen Tiefenstrukturschichten verschiedener Individuen jede Art von Vorstellung ›ansteckend‹ sein kann, besitzen gewisse Gruppen die gleichen Dämonenvorstellungen.

Wenn man die ›fiktiven‹ Dämonenvorstellungen den ›realen‹ Wahrnehmungen entgegenstellen will, so darf man nicht vergessen, daß dann die empirische Umwelt auch als ›fiktiv‹ bezeichnet werden muß, denn auch sie beruht im Grunde auf einer eingebildeten Synthese.

Jede dämonisch-magische Welt ist auf große Einheiten zentriert, aus denen die grundlegenden schöpferischen Vorstellungen hervorgehen. Jeder Magier ist von einem Kraftfeld parakosmischer Energien umgeben und reagiert ›ektropisch‹ auf kosmische Dynamik. Die Individuen, die er erreicht, bilden seine Gemeinde oder sein Volk. Sie bilden einen Vitalkomplex besonderer Struktur, die in der Imagination wurzelt und ›Kultur‹ genannt wird. In dem Augenblick, wo die imaginativ-magischen Verbindungskräfte nachlassen, verliert sich das Volk und mit ihm die Kultur.

Aufgrund des energetischen Ursprungs der Gottesvorstellung und vor allem aufgrund ihres dämonischen Ursprungs schöpft dieser Teil alle Energie aus den beiden Grundeigenarten und aus den Existenzmöglichkeiten, sei es in der Bewegung oder im Ruhezustand, in der Handlung oder der Potentialität, entropisch oder ektropisch.

Diese Doppelwertigkeit des Energetischen kommt in dem Gegensatzpaar ›satanisch‹ und ›seraphisch‹ zum Ausdruck. Das Satanische ist Bewegung, Aktualität, Ektropismus oder freie Energiewertigkeit; das Seraphische dagegen ist Latenz, Potentialität, Entropismus oder gesättigte Energie. Jede Bewegung steht im Gegensatz zur Potentialität. Das gilt gleichermaßen für das Satanische gegenüber dem Seraphischen.

Wenn ein Zustand von Latenz, von Entropie, erreicht wird, verlagert sich ein Zentrum kinetischer Energie und verhindert so die endgültige Entropisierung des gesamten Kosmos (man denke hier an die Erddrehung, wie *Steiner* und *Blavatsky* sie verstanden, oder an die *Manvantaras* der indischen Veda). ›Satan‹ erscheint so als das wahre Schöpferprinzip und muß in dem Kampf ›Befruchtung‹ – ›Zerstörung‹ – ›Aufbau‹ zunächst negativ erscheinen, während ›Seraphim‹ der ruhende Pol ist und das Erreichte und den Frieden personifiziert. Vereinfachend wird der eine als schlecht, der andere als gut angesehen.

Dieser Version müßte man allerdings hinzufügen, daß der *›daimon‹*, den wir *›Christusimpuls‹* (einen Komplex parakosmischer Kräfte von Liebe – Weisheit) nennen, wahrscheinlich heute als das größte Kraftzentrum des Universums betrachtet werden müßte, zumindest was den Kosmos der Menschheit angeht. Die Weisheit erscheint als Ideenprinzip, während die Liebe eine Folge dieser Ideen und damit als Schöpfer zu betrachten ist, denn Liebe ist ein Urzeugungsprinzip im weitesten Sinne und daher entropisch, kinetisch.

Es ist schwer zu sagen, ob diese Entropie des *›Christusimpulses‹* an den Menschen Jesus von Nazareth oder eher an eine andere Person gebunden war.

Die erstere Hypothese ist annehmbar. Tatsächlich sind andere Kraftkomplexe mit anderen magischen Männern in Verbindung gebracht worden: THOT – Hermes, JAHVE – Moses, BUDDHA – Gautama und andere.

SATAN – SERAPHIM sind nicht Gegensätze. Es sind Pole, die nur gemeinsam denkbar sind wie Licht und Schatten.

Das Dämonisch-Magische ist also von satanischer Energetik. Doch die Wirkung trägt zum Aufbau einer in sich ruhenden, heiteren, seraphischen Welt bei.

Aus diesem Grunde ist es sinnlos, von weißer und schwarzer, von erlaubter und verbotener, von altruistischer und egoistischer Magie zu sprechen.

Felix *Auerbach* äußerte sich folgendermaßen zu diesem Thema: *»Was die Ethik betrifft, so ist die Gegenüberstellung Egoismus und Altruismus banal und nicht entscheidend für die Hauptsache. Entscheidend ist nur die Antithese. EKTROPISMUS und ENTROPISMUS. Egoismus kann gut, und Altruismus kann schlecht sein. Dienen macht groß, aber Herrschen macht größer. Erlaubt ist schließlich, was dem Kosmos gefällt, ja mehr als erlaubt.«*[7]

Die geläufige Ethik der Massen setzte den ektropischen Aktionsgrad und die nützliche Wirkung stärker herab, wenn die kosmische Polizei es zuließe. ›QUOD NON LICET BOVI, TAMEN LICET JOVI!‹

Das einzige Gesetz, dem der Mensch unterliegt, ist der Wille Gottes, seines *›daimon‹*, d. h. der ektropischen Ergebnisse kosmischer Kraftwirkungen, die in ihm kondensiert sind.

Der magische Mensch ist der Gipfel der Menschheit, eine Keimzelle hoher, ektropischer Kräfte. Er erscheint daher wie die Konkretisierung des höchsten kosmischen Sinnes, in gewisser Weise als Gesandter Gottes. Tatsächlich sind die kosmischen Kräfte immer auf ein bestimmtes Zentrum des

7 Felix AUERBACH: Ektropismus oder die physikalische Theorie des Lebens, Jena 1910, S. 84.

ICH gerichtet. Entsprechend wäre im umgekehrten Fall ein Zentrum des ICH untätig, wenn es nicht von kosmischen Kräften genährt würde.

Darauf beruht die reziproke Verbindung zwischen ›GOTT‹ und ›MENSCH‹, zwischen *›daimon‹* und ›Magier‹.

Zwischen den parakosmischen Kräften und dem empirischen Körper besteht ständige Spannung in dem Sinne, daß das Bild von ›Gott‹ als möglichst groß und fern wahrgenommen wird, um eine ›COMMUNIO‹, eine gewaltige, komplette Fusion mit diesem Bild einzugehen.

Die körperliche Kommunion, das ›Opfer‹, vollzieht sich auf zweierlei Art: entweder als Erscheinung des ›Gottes‹ auf halluzinatorischer Grundlage oder indem der Komplex parakosmischer Kräfte auf ein *Imagospurius* projiziert wird.

In der Antike gibt es hierfür zahlreiche Beispiele. Heute bringt der katholische Kult zum Ausdruck, was die imagospurische Form des Opfers und der Anbetung ist. Das ›Opfer‹ ist nötig, da die ektropischen Energiezentren Kraft nur aus dem Kontakt mit einem realen Körper schöpfen können. Andererseits bindet sich der Magier durch sein Opfer an diese Kräfte (zentriert sich auf seine Person) und fusioniert mit ihnen.

Die Ladung mit kosmischer Dynamik, die durch Kommunion mit einem Komplex parakosmischer Kräfte erreicht wird, transformiert den Magier zu einem immer perfekteren Werkzeug, dem am Ende nichts unmöglich ist.

Er wird fähig, eine Körpersphäre zu verändern, zu erweitern oder zu verkleinern, und sich selbst in andere Energiezustände zu versetzen.

Alle Phänomene, die man mit dem ›Astralkörper‹ verbindet, beruhen auf der Stratifikation, also der Schichtenbildung der Körpersphäre. Er besteht nicht aus Materie, die sich irgendwo im Organgewebe verbirgt. Der Terminus bezeichnet ausschließlich einen Zustand der gesamten Körpersphäre, die sich durch große Molekularlabilität auszeichnet.

An diesen Zustand knüpfen sich Phänomene wie Hellsehen, ›Hellhören‹, Telekinese, Ausweitung des Astralkörpers,

Levitation, Unsichtbarkeit, das Durchqueren fester Körper und andere.

Alle diese Phänomene erklären sich damit, daß unsere Körpersphäre in ihrer Struktur labil und in ihrer Abgrenzung relativ ist und daß die Grenze unserer Empfindungs- und Aktionssphäre nicht unserer Hautoberfläche entspricht. Im Gegenteil, unsere Körpersphäre kann in ihrer Struktur die verschiedensten Zustandsformen annehmen, in der Weise, wie das Wasser hart, flüssig oder gasförmig sein kann.

Hellsehen und ›Hellhören‹ hängen von einer diffusen Erweiterung unserer ›Empfindungssphäre‹ ab, einer Erweiterung, bei der Prozesse, die sich außerhalb unserer normalen Körpersphäre befinden, wie innerkörperliche Phänomene zu uns dringen und unser Bewußtsein erreichen.

Daraus kann eine Ausweitung der Beobachtungsfähigkeit resultieren, die bis zur Prämonition führen kann, also zu Vorahnung, etwa wie ein Astronom bevorstehende kosmische Ereignisse mit Hilfe seiner Instrumente zu erkennen in der Lage ist.

Indessen bedeutet das Hellsehen niemals Allwissen. Man muß der Begabung desjenigen, der es ausübt, sowie gewissen Energiekonstellationen im Kosmos Rechnung tragen.

Die Ausdehnung des Astralkörpers unterstellt eine Erweiterung und ein Lokalisieren der Gefühls- und der Wahrnehmungssphären auf einen gegebenen entfernten Punkt. Dazu kommt eine willentliche Ladung dieses Punktes im Raum mit der Fähigkeit zu energetischer Handlung, so daß nicht nur Eindrücke empfunden, sondern auch dynamische Handlungen ausgeführt werden können.

Levitation, Unsichtbarkeit, das Durchqueren fester Gegenstände sind im Hinblick auf die aktuellen energetischen Betrachtungen nicht mehr undenkbar.

Doch diese Phänomene verlangen eine so komplexe Stratifizierung der innersten Körperstruktur auf Molekularebene, daß sie zu den allerrarsten empirischen Zuständen zählen.

An historischen Beispielen in diesem Zusammenhang fehlt es jedoch nicht. Das beste und umfassendste ist Jesus Christus. Man denke nur an seinen Gang auf dem Wasser des Sees Genezareth, an seinen nächtlichen Besuch als Astralleib bei Nikodemus, an verschiedene Passagen des Evangeliums, wo sich Jesus vor dem Volk, das ihn sehen will, dem Blick entzieht, an seine Auferstehung, seine Erscheinung bei den Schülern aus Emmaus. Die Himmelfahrt stellt die letzte Veränderung seiner innersten Körpersphäre in einen faßbaren Zustand dar, den wir mit Wasser in Dampfform vergleichen können.

Alle diese magischen Praktiken werden durch konzentrierte, auf das Ziel der Imagination gerichtete Vorstellung ausgelöst, in der eine besondere ektropische Keimzelle auf die Körpersphäre und von dort auf den gesamten Kosmos wirkt.

Der wahre Wert der Magie liegt nicht in der Ausübung bestimmter Künste, denn diese kann man beim Menschen auf einem sehr niedrigen Allgemeinniveau häufig vorfinden. Nur wer die Gesamtheit des Seins umfängt und den fundamentalen heiligen Sinn besitzt, den nur die ganz großen Eingeweihten haben, darf sich Magier nennen.

Der wahre magische Sinn und sein fundamentaler Wert können ein Leben erleuchten. Dies führt dazu, daß sich der Sinn für die Zusammengehörigkeit der kosmischen Kräfte wieder mit den Wurzeln und Quellen jeglichen Seins verbindet.

Bei einer solchen Betrachtungsweise nähert sich die Magie der Religion.

Das Gesetz von Ursache und Wirkung

Seien wir uns bewußt, daß Millionen von Jahren auf dieser Erde vergangen sind, daß wir die Entfernungen in Millionen von Lichtjahren messen und daß die Ordnung, die sich in Hunderten von Millionen von Galaxien manifestiert, auf eine Kraft zurückgeführt werden können muß, die alles, was geschieht, mit allerhöchster Präzision nach dem Gesetz von Ursache und Wirkung regelt. Darauf soll hier näher eingegangen werden.

Jeder einzelne kann selbst feststellen, inwieweit diese Welt des ›Gleichgewichts‹ mit ihm übereinstimmt, wenn er sein Leben nicht nur im Rahmen seiner jetzigen, kurzen Existenz betrachtet.

Das Prinzip, von dem wir ausgehen wollen und das man auch als ›Gesetz zur Erhaltung der Energie (Kraft)‹ bezeichnen kann, lautet: ›Keine Kraft im Kosmos kann verlorengehen.‹

Ein scheinbarer Verlust ist in Wirklichkeit nichts anderes als eine Transformation in eine andere Energieform. Das folgende amüsante Beispiel soll dies verdeutlichen: Was wird aus der in einer gespannten Stahlfeder enthaltenen Kraft, wenn man sie in einem Säurebad auflöst?

Die Temperatur der Säure steigt minimal, aber meßbar an. Die Energie der Spannung hat sich also von kinetischer Energie in Wärmeenergie verwandelt und das Säurebad erwärmt. Die ursprünglich vorhandene Kraft ging also nicht verloren.

Mit diesem Beispiel kann man den Zusammenhang von Ursache und Wirkung sehr gut veranschaulichen. Ihre Reziprozität ist tatsächlich der wesentliche Gegenstand unserer Überlegung, und wir wollen an dieser Stelle zunächst folgenden Grundsatz festhalten: ›Keine Wirkung ohne Ursache!‹ Wo es eine Wirkung gibt, muß es eine Ursache geben. Dieses Kausalitätsgesetz kann man nicht einfach genug formulieren, um Mißverständnisse auszuschalten.

Jeder Akt hat eine Ursache. Die Entfaltung einer Kraft muß eine Wirkung auslösen, denn keine Kraft kann verlorengehen. Die Kräfte im Kosmos sind und müssen sogar immer konstant bleiben.

Jedes Ereignis ist die Wirkung einer Kraft, die darauf verwendet worden ist. Diese Wirkung wird ihrerseits Ursache, die weitere Wirkungen nach sich zieht usw.

Theoretisch erzeugt eine Handlung eine Aneinanderreihung von Konsequenzen bis ins Unendliche. Das Beispiel soll dies verdeutlichen: Man spannt einen Bogen (also wird Kraft eingesetzt) und richtet den Pfeil auf einen Baum. Während man den Bogen spannt, setzt man schon Luftpartikel in Bewegung; das gleiche tut der Pfeil im Fluge. Die Luftbewegung erzeugt vielleicht Nebenwirkungen (was im Falle von Raketen oder Düsenflugzeugen leicht nachzuweisen ist). Dann erreicht unser Pfeil sein Ziel – den Baum –, und seine Spitze bohrt sich ins Holz. Es scheint, als höre die Kraft damit auf zu wirken, doch sie hat schon Wirkung erzeugt, wie die Verletzung der Rinde, das Heraustropfen von Harz, vielleicht das Fallen einiger Blätter, die ihrerseits wieder die Luft bewegen ...

Mir geht es hier um das Prinzip: Jede Handlung ist Ursache, die Wirkungen auslöst, deren Ausmaß man nicht voll abschätzen kann. Der Akt – die Handlung – heißt im Sanskrit ›*Karma*‹. Genauer betrachtet, wird Handlung mit ihren Wirkungen und Folgen als eine Notwendigkeit unterstellt.

Handlung ist nicht auf das ›Machen‹ begrenzt. Auch das Denken ist eine Handlung, bei der die Ursachen Wirkungen hervorrufen, wie wir es oben erläutert haben. Diese Behauptung entbehrt nicht der Grundlage, *da es auch wissenschaftlich durchaus vertretbar ist, den Imaginationsprozeß als Kraft aufzufassen.*

Der Enzephalograph, ein Gerät zum Messen der Hirnströme, zeigt eindeutige Reaktionen bei den Versuchspersonen, während sie denken, die man bei einem Gehirn in Ruhe nicht vorfindet. Gedankenströme sind in elektrischen Einheiten meßbar, da es sich um elektrische Energie handelt. Man weiß heute, daß elektrische Energie, grob ausgedrückt, aus Materiepartikeln konstituiert ist. Daraus folgt, daß die elektrische Wiedergabe des Denkens aus unendlichen Elementen geformt wird, die sich in Bewegung befinden und sich dann als Kraft zeigen, als Ursache von Wirkungen. Genauer gesagt erzeugt der Vorstellungsprozeß Kräfte, die – dem Gesetz der Energieerhaltung folgend – nicht verlorengehen können, sondern Wirkungen haben müssen.

Nach neuesten Entdeckungen ist es möglich, Elektrizität zu einem bestimmten Punkt ohne die Hilfe von einem Draht zu leiten. Damit nähert man sich wieder einem tausendjährigen esoterischen Wissen, für das Telepathie eine Realität darstellt.

Versuchen wir uns folgendes vorzustellen: Gedanken sind elektrische Energie, Impulse, die über unbestimmte Entfernung übermittelt werden können. Alle dem Menschen bekannte Materie kann durch sehr hohe Geschwindigkeit transformiert werden. Nur die Frequenzen und die Vibrationen bleiben gleich. Infolgedessen müssen wir bei den Vibrationen und in der Frequenz nach einer Elementarkraft suchen, die in der Lage ist, unsere Ordnung aufrechtzuerhalten oder gegebenenfalls zu verändern. Es soll hier nicht erläutert werden, inwieweit die Frequenz ihrerseits das Kausalgesetz bestimmt. Wenn wir dem ›Architekten‹ aller Welten eine Kraft zuschreiben, die auf alles, was in den Galaxien geschieht, wirkt, so ist dies offenbar nur mit Hilfe der Frequenz möglich, welche sich im Rahmen des Kausalitätsgesetzes selbst im Gleichgewicht hält.

Und wenn wir die Wirkung religiöser Kulte auf eine Bevölkerung beobachten, können wir da nicht in allen traditionellen Religionsformen eine komplexe Organisation unter dem Einfluß des Kausalgesetzes auf die Menschen feststellen? Für eine bestimmte Wirkung braucht es eine bestimmte Ursache und umgekehrt. Die Führung der profanen Welt ist nur dank des Kausalgesetzes möglich, und auch für das Individuum bestätigt sich das.

Befinden wir uns z. B. nicht im Einklang mit diesem Gesetz, wird sich notgedrungen eine Wirkung auf unseren materiellen Körper einstellen, die man im allgemeinen Krankheit nennt; und diese läßt sich darauf zurückführen, daß wir uns wiederum mit uns selbst nicht im Einklang befinden. Von außen kann man über das Innere des menschlichen Körpers keine Schlüsse ziehen; die Frage, ob wir uns der Disharmonie bewußt werden, hängt folglich von unserem Wissen ab.

Materie und Kraft sind also Konstanten in unserem Universum. Alle Ursachen und ihre Wirkungen können nur innerhalb dieses Universums unterstellt werden.

Jeder einzelne von uns bemüht sich innerhalb seiner eigenen Sphäre, die vorhandenen Perturbationen, die Störungen, zu vermeiden, zu unterdrücken und zu neutralisieren, denn sie verursachen ihm Schmerz und Pein.

Wir können also schließen, daß eine Analogie besteht zwischen der Art, in der der Kosmos reagiert, und der des Individuums, der Familie, des Staates, der Menschheit. Die Unterdrückung einer Perturbation entsteht dank einer ihr oder ihrer Wirkung entgegengesetzten Handlung, was eine Gegenwirkung oder eine Neutralisierung der Störfaktoren zur Folge haben muß.

Ein Lichtstrahl, der in gerader Linie auf das Zentrum eines Parabolspiegels trifft, wird genau zur Lichtquelle zurückgeworfen (da der Einfallswinkel gleich dem Ausfallswinkel ist). Genauso müssen wir uns die Reflexion unserer gegen die Gesetze der Harmonie gerichteten Kräfte vorstellen. Wir müssen davon ausgehen, daß eine von uns ausgehende Kraft direkt das Zentrum erreicht und wieder auf uns zurückkommt. Die Wirkung der Ursachen, die wir erzeugen, kommt mit physikalischer Notwendigkeit in jedem Fall zurück. Wenn wir nun das Gesetz der Reflexion verstanden haben, dann stellt sich dem Profanen die Frage, ob der Allmächtige nicht gar die Funktion hat, Automaten zu steuern. Von einer Gottheit zu erwarten, daß sie ohne Unterlaß das Funktionieren eines etablierten, keine Ausnahme gewährenden Naturgesetzes überwache, hieße, diese Gottheit in Gedanken zu reduzieren. Aber hier stellt sich auch noch folgende Frage: Ist Gott wirklich unser Richter? Wenn das Harmoniegesetz ebenfalls Richter ist, dann ist es gleichzeitig, als Teil eines Ganzen, jene ewige, unzerstörbare Komponente des Menschen, die allerdings nicht als Substanz faßbar ist.

Der Mensch zieht es vor, seiner eigenen Verantwortung zu entfliehen und der Einfachheit halber lieber die Existenz einer Macht zu unterstellen, der er sich ergibt, die sein Schicksal leitet oder es sogar vorherbestimmt. Die Prädestinationsdoktrin im Islam enthält, auch wenn sie häufig falsch interpretiert wird, eine Form von Fatalismus, der sich nicht mehr um die Ursachen des Leidens kümmert. Es genügt ihm, die Rolle eines Spielzeugs für übergeordnete Mächte zu spielen, die ihrerseits das individuelle Los des Menschen im Buch des Lebens festhalten.

Das Karma erschafft und plant nichts. Es ist der Mensch, der Wirkungen plant und erzeugt. Das Gesetz des Karma gleicht die Wirkungen aus. Und dieses Gleichgewicht ist keine Aktion, sondern universelle Harmonie.

›*Machen*‹ ist eine Verantwortung des Seins. Die Tatsache, daß das *Sein* den *Sinn* enthält, bedeutet, daß jede Handlung gleichzeitig ein Urteil ist. Das Bild von der Vertreibung des Menschen aus dem Paradies repräsentiert, vom moralischen Standpunkt aus gesehen, nichts anderes als die Bewußtwerdung seiner selbst, den Eintritt des Geistes in die Geschichte der Natur.

Und auch der Mystiker Meister Eckhart soll schon erkannt haben, daß wir die Ursache unserer eigenen Kümmernisse sind. Und auch der Satz: »Passe auf dich selbst auf, damit du dich gut erhältst«, soll ja von ihm stammen.

Das mosaische Gesetz ›Auge um Auge, Leben um Leben‹ basiert somit auf dem universalen Gesetz des Karma. Wenn dieses Gesetz auch grausam erscheinen mag, so ist es in Wirklichkeit barmherzig, denn die Erlösung ist nur durch die Wirkung der eigenen Entscheidungen jedes einzelnen möglich.

Die Erlösung ist die Identifikation mit der Harmonie.

Die geringen Kenntnisse – die es niemals verfehlen, eine Flut von Halbwissen, falschen Informationen oder reinen Unwahrheiten nach sich zu ziehen –, die man lange Zeit über die Zivilisationen des Nahen und des Fernen Ostens zur Verfügung hatte, erklären ohne Zweifel das Desinteresse abendländischer Wissenschaftler gegenüber dem unglaublichen kulturellen Reichtum jener Länder. Wie kann man es auch einem französischen Mediziner übelnehmen, die tausendjährigen medizinischen Praktiken in China nicht zu kennen, wenn heute ein normaler Student der Philosophie sämtliche Etappen des Universitätsstudiums bis zum Abschluß in völliger Ignoranz der großen Gedankensysteme, die noch immer zwei Drittel der Menschheit beeinflussen, durchlaufen kann.

Zu nennen gilt es hier den Islam, den Taoismus, den Buddhismus, den Shintoismus, um nur die bekanntesten dieser Religionen zu nennen. Man muß dieses Desinteresse als eine bezeichnende Form der totalitären Ansprüche des Abendlandes werten.[1]

Um Unterschiede und Ähnlichkeiten der medizinischen Praktiken innerhalb und zwischen den Zivilisationen deutlich zu machen, ist es nötig, auf ein paar konkrete historische Fakten einzugehen. Medizin gab es in intuitiver, direkter, empirischer Form schon vor dem Erscheinen der großen Zivilisationen der Antike. Zahlreiche archäologische Funde

1 Zum Problem dieser Verschleierung und dem Einsatz, der bei dem Schiffbruch des Abendlandes mit allen Folgen auf dem Spiel steht, empfiehlt sich das Werk von Gilbert DURAND: *Science de l'Homme et Tradition*. Tête de Feuilles – SIRAC, Paris 1975 neuveröfftl.: BERG International, Paris 1979.

zeigen deutlich, daß die Menschen der Vorgeschichte gewisse elementare chirurgische Techniken beherrschten (Reposition von Knochenbrüchen, Trepanation). Die Kenntnisse über die Heilkraft gewisser Pflanzen scheinen seit jenen fernen Zeiten bis zu uns überliefert worden zu sein. Krankheit wurde ausschließlich als unsichtbarer, schädlicher Außeneinfluß betrachtet. Der erste Arzt der Menschheitsgeschichte war nicht so sehr ein Priester als ein Magier, ein Heilzauberer, fähig, den Dämon, das Böse zu verjagen. In seiner umfangreichen Studie ›Wirtschaft und Gesellschaft‹ betont Max *Weber* zu Recht die anfängliche Verwandtschaft von Religion und Magie im Umgang mit dem Wohlbefinden des Körpers. *»Die elementarsten Formen des von religiösen oder magischen Faktoren motivierten Verhaltens sind auf das Diesseits gerichtet.«* Die von Religion oder Magie vorgeschriebenen Handlungen müssen vollzogen werden, *»um (...) Glück und langes Leben auf der Erde zu erlangen«*, bemerkt er (Det. IV,40).[2] Alle Epochen und Gesellschaften bis in die jüngste Vergangenheit zeigen die Verbindung von magischen und therapeutischen Praktiken. Man denke in diesem Zusammenhang daran, daß der erste Ansatz zu einer medizinisch-sozialen Gesetzgebung der berühmte Kodex des *Hammurabi* gewesen ist, der um 1700 vor unserer Zeitrechnung in Babylon erlassen wurde. Außerdem ist interessant zu wissen, daß das erste medizinisch-priesterliche System, das auf dem Postulat, alle Krankheit sei göttliche Strafe, beruhte, im alten Ägypten eingerichtet worden ist, was aus den Schriften des *Diodorus von Sizilien* hervorgeht. Unter soziologischem Gesichtspunkt ist interessant, daß die Konstituierung der Ärzte im pharaonischen Staat zu einer eigenen sozialen Verbindung mit dem Aufkommen der ersten Ansätze zu einer medizinischen Denkweise zusammenfällt. Die Ägypter verfügten über eine sehr fortgeschrittene Medizin in bezug auf die Krankheiten der Atemwege, des

2 Max WEBER: Wirtschaft und Gesellschaft, 2. Teil, Kapitel IV, § 1, S. 227, Tübingen 1947.

Verdauungsapparates, der Harnwege und des Kopfes. Sie verwendeten Suppositorien, also Zäpfchen, Waschungen, Abführmittel. Ihre Zahnärzte plombierten Zähne, die Augenärzte behandelten erfolgreich Trachom, Katarakt und Hemeralopie. Der ›Ebers‹-Papyrus ist die Neuauflage eines viel älteren Textes in koptischer Sprache und zeigt das Ausmaß der Forschungen über den Blutkreislauf. Der Papyrus ›Edwin Smith‹ enthüllt den Fortschritt der Knochenchirurgie.

Der historische Rückblick ist bedeutsam, denn die zwei hervorragenden Gestalten der griechisch-römischen Medizin, *Hippokrates* (5. Jahrhundert v. Chr.) und *Galenus* (2. Jahrhundert n. Chr.), verheimlichen nicht, daß ein Teil ihrer Kenntnisse aus Werken stammte, die sie im Tempel des *Imhotep* in Memphis vorfanden. *Imhotep*, Weiser und Wahrsager, Zeitgenosse des Königs Djoser (III. Dynastie, ca. 2800–2700 v. Chr.), lebte in der Epoche, aus der wahrscheinlich die beiden oben genannten Papyri stammen. *Hippokrates* und *Galenus* stehen in bezug auf mindestens zwei allgemeine Prinzipien am Anfang der modernen Medizin: dem Studium von Naturphänomenen als Verursacher der Krankheit und der Erstellung strikter Beweisführung aufgrund von Erfahrung. *Galenus* hat sich zudem dem Sezieren und der Durchführung zahlreicher Experimente an lebenden Tieren gewidmet, um eine Anatomie und Physiologie des menschlichen Körpers zu erstellen.

In der Zeit zwischen dem 4. und dem 14. Jahrhundert, der geistigen Tragödie des Abendlandes, vergißt Europa in medizinischer Hinsicht sämtliche früher erworbenen Kenntnisse und zeigt eine fast vollständige Ignoranz in bezug auf den menschlichen Körper und seine Krankheiten. Man muß bedenken, daß, während dieser tausendjährigen Phase der Weltgeschichte, wir die Überlieferung des Gedankengutes und des Wissens vom Orient den drei miteinander in Verbindung stehenden Trägern zu verdanken haben, der byzantinischen, der sogenannten arabischen und der hebräischen Medizin. Die geistige Tragödie des Abendlandes, sein ›faustisches‹ Schicksal[3], wird uns von *Gilbert Durand* leidenschaftlich geschildert:

»Diese Scheidung – um es einfach auszudrücken – zwischen dem islamischen Orient und dem christlichen Abendland darf nicht als die Trennung zweier paralleler, gleichzeitiger Strömungen angesehen werden, von denen die Mißgeschicke der einen einigermaßen homolog den Mißgeschicken der anderen entsprächen. Die allumfassende Geschichte der Menschheit gehört zu den großen Mythen des Abendlandes des 19. Jahrhunderts ... Hier handelt es sich dagegen um einen fundamentalen Unterschied, bei dem die oftmals brutalen Kontakte keine Rolle spielen, die vom 12. bis zum 19. Jahrhundert die Christenheit mit den verschiedenen orientalischen und türkischen Mächten zusammenprallen lassen.«[4]

Bis etwa zum 5. Jahrhundert v. Chr. artikulieren sich die mythischen und mythologischen Visionen des Menschen, der nicht mehr in einer ausschließlich agrarischen Welt lebt, in naturalistischen Anschauungen. Die Naturphilosophen von Milet, der bedeutendsten Handelsstadt des antiken Griechenland, verfeinern die alten Vorstellungen vom Menschen mit kosmologischen Erklärungsversuchen in engem bezug zu den alten mythologischen Legenden. Das Erwachen dieses subjektiven Bewußtseins, das sich in dem einen und vielfältigen Alles spiegelt, besingt *Hölderlin* voller Nostalgie: *»Das Alles war da, von nun an konnte man es benennen. Die Blüte hatte sich entfaltet: Man konnte sie sezieren ... man konnte sie im Geiste auseinandernehmen, in die Einzelteile zerlegen und den Gegenstand dieser Zerteilung in Gedanken wieder zusammenfügen.«*[5] Dennoch trägt diese ›natura-

3 Gilbert DURAND: *L'Imagination symbolique*, I. Kapitel: ›La victoire des iconoclastes ou l'envers des positivismes.‹ Presses Universitaires de France, Coll. Sup., Paris 1964.

4 Gilbert DURAND: *Science de l'Homme et Tradition, III. op. cit. S. 93.*

5 F. HÖLDERLIN: *Hyperion.* In: Hölderlin: Werke u. Briefe. Herausgeber Friedrich Beißner/Jochen Schmidt. Band 1, Gedichte und Hyperion, Frankfurt/M. 1969, S. 367.

listische‹ Philosophie dazu bei, das mystische Wissen zu ruinieren und legt die Basis für die abendländische Metaphysik im echten Sinne. *Theodor W. Adorno* und *Max Horkheimer* verweisen auf diese geistig-soziale Desintegration der hellenistischen Welt in ihrer Analyse der Geburt der klassischen Ratio: *»Die Götter unterscheiden sich von der Materie, deren Quintessenz sie darstellen. Von da an spaltet sich das Sein: Einerseits gibt es den logos, der mit dem Fortschreiten der Philosophie zur Monade, einem einfachen Bezugspunkt, reduziert wird; und andererseits gibt es die Gesamtheit aller äußeren Dinge und Kreaturen.«*[6] Zu der Zeit, wo die Götter aus der Welt zu flüchten beginnen, dehnt sich der Prozeß der rationalen Dominanz unbegrenzt aus, und der Mensch verliert das Interesse am Menschen und entfernt sich von sich selbst.

Das Bild des Körpers und die Philosophie vom Menschen in der Alternativen Medizin stehen in striktem Gegensatz zu der Humanvorstellung, die in der anerkannten abendländischen Medizin vorherrscht. Einerseits, weil der klassische Verstand einen Bruch mit der Einheit des Menschen unterstellt: Diesen Zerfall haben wir im Zusammenbruch des mythischen Wissens festgestellt, zu dem die Entwicklung einer ›naturalistischen‹ Philosophie um das 5. Jahrhundert v. Chr. kräftig beigetragen hat. Auf der anderen Seite besteht eine der Folgen – und nicht die geringste – dieser geistig-sozialen Spaltung im Vergessen der inneren medizinischen Kenntnisse. Und schließlich zieht – wie *François Pelletier* in einer früheren Studie gezeigt hat[7] – die Vorstellung vom Menschen in der kartesianischen Philosophie ein ganzes Gefolge von Symbolen und Metaphern nach sich, die eine Körpermechanik zum Ausdruck bringen und dazu beitragen, ausschließlich das rationale Bild vom Individuum, natürlich auf Kosten seiner traditionellen Eigenschaften, zu

6 Theodor W. ADORNO und Max HORKHEIMER: *Dialektik der Vernunft.*
7 François PELLETIER: *Les Images du Mécanisme. T. E. R. Université des Sciences Sociales de Grenoble.*

bekräftigen. Das Instrument Körper ist völlig mechanisiert. Das impliziert eine Reihe von Reduktionen:

- eine Enterotisierung des Empfindungsapparates, der auf eine Reihe von operationalen und effizienten Rezeptoren reduziert wird;
- eine Desensualisierung der auf eine Gruppe instrumentaler Operatoren reduzierten Muskulatur;
- eine formalisierte Konzeption des höheren Nervensystems im Sinne der Pawlow'schen Gesetze.

Darüber hinaus werden gewisse Körperfunktionen einem Verdunklungs- und Verdrängungsprozeß unterworfen, insbesondere der Analbereich, der nach und nach als schmutziger, anstößiger Aspekt des menschlichen Körpers betrachtet wird: Alles, was mit den Eingeweiden zu tun hat, wird unter einem dichten Schleier verborgen. Für lange Zeit existieren die Eingeweide für das klassische abendländische Bewußtsein nicht, und alle Körperöffnungen werden systematisch geringgeschätzt, da sie den Kontakt mit dem Körperinneren symbolisieren. Und schließlich werden auch die Körperprodukte mit Tabu belegt, insbesondere das Blut. Das Blut als Lebenssaft ist Zeichen von Leben und Tod und Ausdruck des ersten Menschengesetzes: ›Du sollst deines Nächsten Blut nicht vergießen.‹ Aber auch Urin, Exkremente, Haare, Fingernägel usw. sind davon betroffen.[8] Die lange Unterdrückung, den Verlust der Einheit des Menschen und die Mechanisierung seines Körpers vergleichen wir hier mit dem gegensätzlichen und doch einheitlichen Bild eines Individuums, das sowohl ›Energiezentrale‹ und geistige Materie als auch ›Windmühle‹ antagonistischer und komplimentärer Aspekte ist, die dieses Individuum beleben. An diesem Punkt müssen wir unterstreichen, daß die okkulten

8 Siehe auch: Gilbert DURAND: *Les Structures Anthropologiques de l'Imaginaire.* Livre premier, 1ère partie, S. 122–134. Editions BORDAS – Philosophie – 5. Aufl. 1969. Siehe ebenfalls S. 301–303 (Exkremente), S. 107–109 (Haare), S. 118–119 (Menstruationsblut), S. 265 (Haar und weibliche Nacktheit), S. 268.

Wissenschaften an der Anerkennung des Einheitsgefühls der mythischen Welt teilhatten, selbst wenn sie, je nach Epochen oder Persönlichkeiten, den Zusammenbruch oder das Überdauern dieser Welt in ihrem Streben nach alchimistischer Erkenntnis des Geheimnisses des Lebens enthüllten. Die Renaissance, die in Wahrheit nur die kulturelle Beunruhigung des späten Altertums wieder aufgreift und erweitert, bringt dieses spannungsgeladene Dilemma (Zusammenbruch/Überdauern) zum Ausdruck. Wie *Burckhardt* sagt, gibt sie *»das Signal zum objektiven Studium des Staates und aller Dinge dieser Welt; doch neben dieser Betrachtungsweise der Gegenstände entwickelt sich der subjektive Aspekt, und der Mensch wird zum spirituellen Individuum«.*[9] Diese im Keim vorhandene Objektivierung der Natur und der sozialen Gefüge gewinnt erneut die Oberhand in der kopernikanischen Kosmologie, die, obwohl sie eine begrenzte Auffassung der Himmelssphären aufrechterhält, dazu beiträgt, die qualitative Hierarchie der kosmischen Ordnung des Mittelalters zu ruinieren, indem sie den alten Geozentrismus zerstört und die Erde zu einem Planeten unter vielen macht, der blindlings zwischen unzähligen Sternen zirkuliert. Und für *Machiavelli* sind Moral und Religion nurmehr einfache, objektive Sozialfaktoren, die im Dienste der Regierung und zur Erhaltung des Staates kaltblütig eingesetzt werden können. Uns interessiert in diesem Zusammenhang, daß *Machiavellis* ›Immoralismus‹, sozial an die Nivellierung der Klassen der italienischen und spanischen Handelsgemeinden unter dem Druck von Form und Ansehen angelehnt, dazu dient, die alten Kasten- und Herkunftsunterschiede auszulöschen. Auch er ging davon aus, daß alle Menschen den gleichen Ursprung haben und von der Natur nach dem gleichen Modell gestaltet wurden.

* * *

Ist die Wirklichkeit komplexer als alles, was wir über sie sagen können? In dieser Einführung haben wir also stark

9 BURCKHARDT: Kultur der Renaissance in Italien, Leipzig 1928, S. 123.

simplifiziert. Wir haben versucht, uns an das Wesentliche zu halten, und die Fachleute werden uns verzeihen, daß wir hier einen Versuch der Synthese versucht haben, den eine wissenschaftliche Ausbildung sonst verdammt. Die einen – die Mediziner – werden sagen, daß, wenn man das Bild und die Philosophie vom Menschen in der nicht-offiziellen Medizin nachzeichnen und abgrenzen wolle, beides verlorengehe. Und die anderen, eher mit dem ›positum‹ als mit dem Reichtum der symbolischen Imagination der hier behandelten Kenntnisbereiche befaßt, werden es für Zeitverschwendung halten. Der Umfang des Themas hat es uns nahegelegt, zwei Aspekte der Alternativ-Medizin vorrangig zu behandeln. Es geht uns hier um die traditionelle chinesische Medizin und um die Vorstellungen vom Menschen im Bereich der Alchimie. Dabei handelt es sich keineswegs um eine zufällige Auswahl. Erstere führt uns historisch und kulturell in eine nicht-abendländische Zivilisation mit einer tausendjährigen Tradition und letztere in einen Bereich, der in der Kulturgeschichte unserer eigenen Zivilisation meistens außer acht gelassen wird. *Max Weber* hebt hervor: *»Begriffsbildung der Soziologie entnimmt ihr Material, als Paradigma, sehr wesentlich, wenn auch keineswegs ausschließlich, den auch unter den Gesichtspunkten der Geschichte relevanten Realitäten des Handelns. Sie bildet ihre Begriffe und sucht nach ihren Regeln vor allem auch unter dem Gesichtspunkt: Ob sie damit der historischen kausalen Zurechnung der kulturwichtigen Erscheinungen einen Dienst leisten kann.«*[10] Auf der anderen Seite zeigt der abendländische Rationalismus in seiner Entwicklung Unterbrechungen und Rückschritte, je nach Religion, Wirtschaft, Politik, ja sogar Schärfung des wissenschaftlichen Geistes, welche diese Rationalität bremsten oder behinderten. Das Wachstum der Rationalität ist also nicht auf rationale, geradlinige, progressive Weise vonstatten gegangen, sondern mal verzögert, mal bekämpft worden, um dann erneut aufgegriffen und betont zu werden.

10 Max WEBER: Wirtschaft und Gesellschaft, 1. Teil, I § 1, S. 9, Tübingen 1947.

Traditionelle chinesische Medizin: Bild vom Menschen und Therapien

»Das TAO zu kennen ist sehr schwer, es mitzuteilen ist noch schwerer. Wer kann sich rühmen, es wirklich gut zu kennen?«

So Ouenn

Unsere europäische Zivilisation entdeckt nach einer zu langen Zeit des Vergessens aufs neue das altüberlieferte Wissen der chinesischen Medizin. Sie ist archaisch und primitiv, da sie um einiges älter ist als das christliche Zeitalter, und ihre Erklärungstheorien bedienen sich oft des Eingreifens von Dämonen. Im gleichen Sinne bedient sich ihre Therapie der Wahrsagekunst, der Magie und des Exorzismus. Andererseits ist sie ganz eigenständig. Die medizinischen Praktiken Asiens basieren auf bestimmten ihnen eigenen Grundsätzen und Lehren. Sie bauen auf der Anwendung und dem Respektieren eines großen Prinzips auf: Der Mensch muß streng nach den Regeln des TAO leben. *»Sobald der Mensch dieses Prinzip – das TAO – verletzt, wird er krank.«*[1] Das Tao läßt sich nicht definieren, es muß gelebt werden. Es ist unbestimmt und immateriell, es hat weder Anfang noch Ende. *»Über Allem ist das TAO und Allem gemeinsam, und das Unendliche ist sein ihm eigenes Attribut und das einzige, mit dem man es bezeichnen kann, da es keinen Eigennamen besitzt.«*[2] *»Das TAO läßt sich weder hören noch sehen. Man kann nur eines sagen: Es ist Mysterium. Wer davon spricht, zeigt damit, daß er es nicht versteht.«*[3]

1 SO OUENN, Kap. II.
2 THOANG TSE, 25 J.
3 SO OUENN.

Der Mensch ist integrierter Bestandteil des Universums und ist somit den Universalgesetzen unterworfen. Er ist mit den himmlischen Phänomenen verbunden und muß sein Leben den Jahreszeiten entsprechend einrichten. Er ist von der geographischen Situation abhängig. Nicht jeder menschliche Körper ist deshalb notwendigerweise identisch mit seinesgleichen. Der Mikrokosmos des menschlichen Körpers ist mehr oder weniger nach dem Bild des universellen Makrokosmos gestaltet und steht in enger Verbindung mit ihm. Das Beerdigungsritual im traditionellen China berücksichtigt dies in hohem Maße, und sehr präzise astrologische Berechnungen bestimmen die Wahl des Bestattungsortes.

Die bedeutendste klinische Untersuchungsmethode ist ohne Zweifel die Prüfung des Pulses mit einer entsprechend kodifizierten, tridigitalen Palpation, da das radiale Pulsieren durch den Blutstrom und den ›Atem‹ hervorgerufen wird. Die eigenständigsten therapeutischen Praktiken chinesischer Prägung sind die Kauterisation und die Akupunktur. Obgleich erstere hochinteressante Indikationen birgt, beschränken wir uns im Rahmen dieser Studie auf die letztere.

Im traditionellen China ist das Wissen in drei Wörtern enthalten: *Yang, Yin* und *Tao*. Der Begriff *Yang* bedeutet ursprünglich ›die Helligkeit der Sonne‹ oder ›der sonnenbeschienene Berghang‹. Er bezeichnet die Helligkeit, die Hitze, die Luft, die Dynamik, das Positive, das männliche Prinzip ... Der Begriff *Yin* bedeutet ›das Fehlen von Helligkeit‹, der Schatten, die Dunkelheit, ›der im Schatten liegende Berghang‹, die Kälte, das Wasser, das Passive, das Negative, das Weibliche, das Empfangende ... Der Gegensatz von Tag und Nacht, das Alternieren von Licht und Dunkel, Hitze und Kälte, Trockenheit und Feuchtigkeit, Leben und Tod hatte den Kaiser und Philosophen *Fou-Hi* ungefähr dreißig Jahrhunderte vor unserer Zeit (2852–2738 v. Chr.) dazu geführt, seine Theorie des Yang und Yin zu formulieren, wobei ersteres nur in bezug auf letzteres besteht. Dies ist die Basis des TAO, das einzige Gesetz, welches die chinesische

Die hier dokumentierten Operationen wurden ausschließlich unter Akupunktur-Anästhesie durchgeführt und fanden im General Hospital, Colombo, Sri Lanka statt

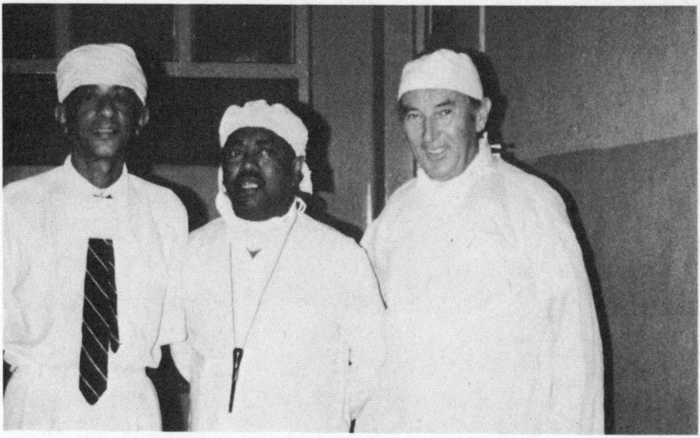

Der Autor mit Prof. Yayasuria

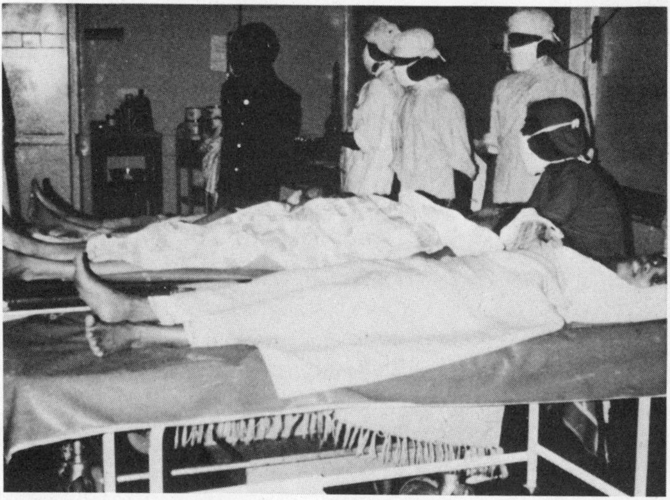

Vorbereitungsraum zur Anästhesie

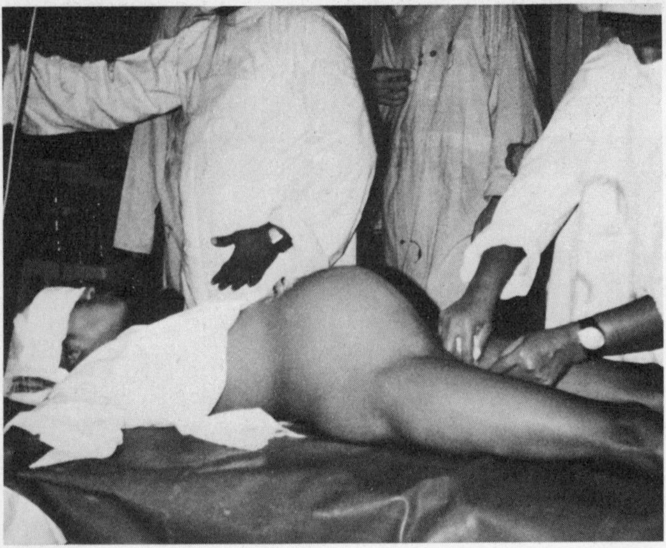

Doppelseite: Kaiserschnitt mit Akupunktur-Anästhesie

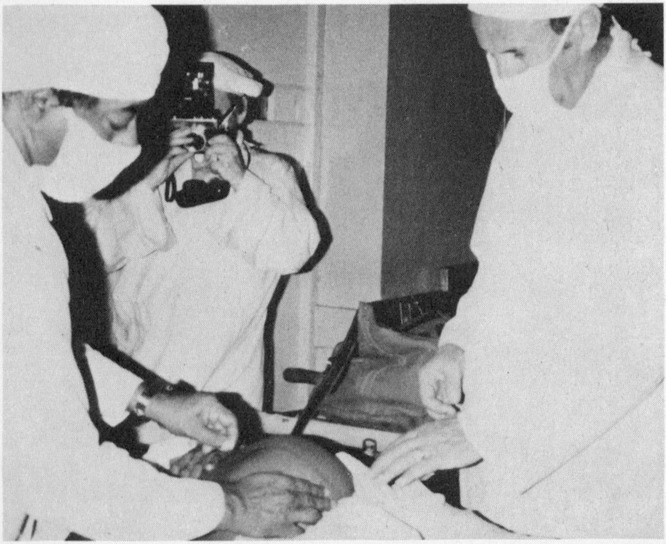

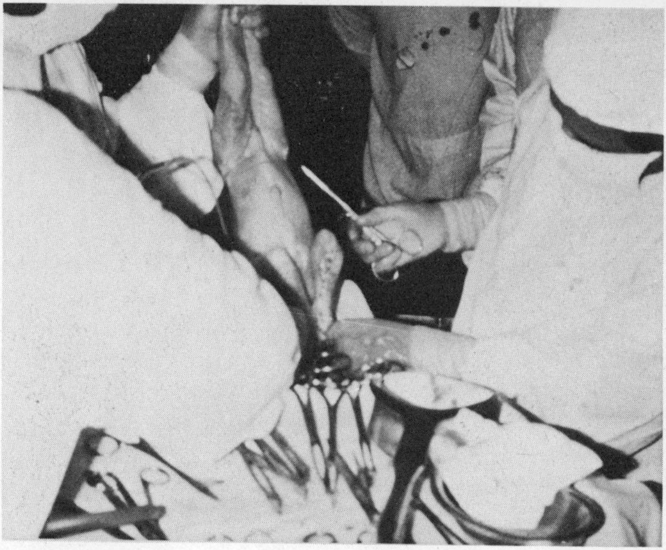

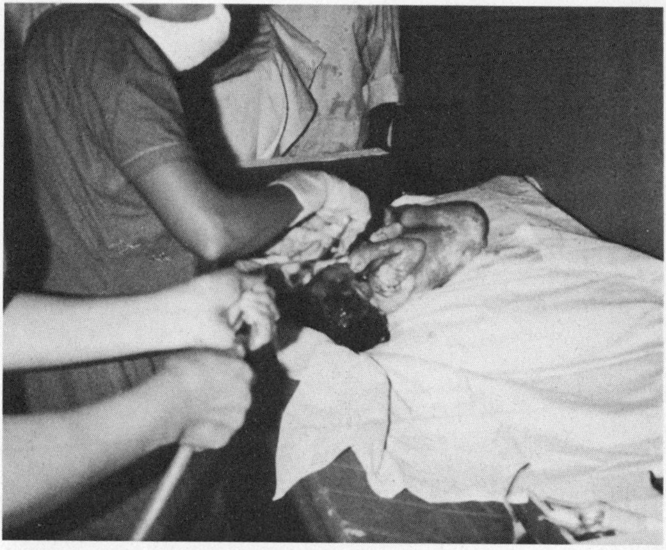

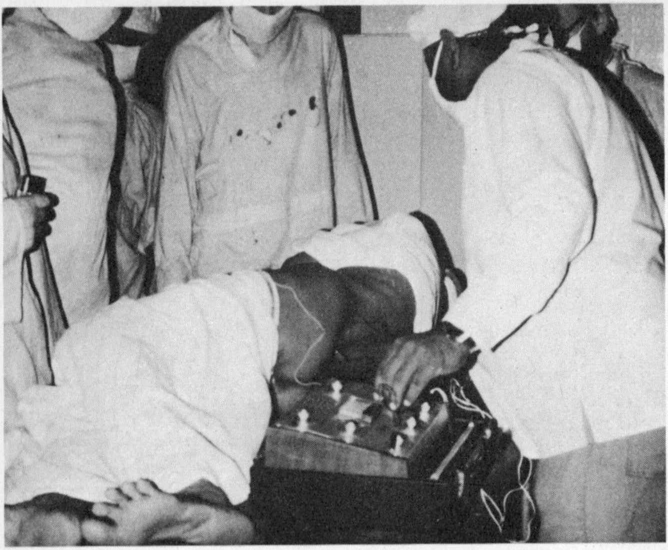

Operation eines Gebärmutter-Vorfalls

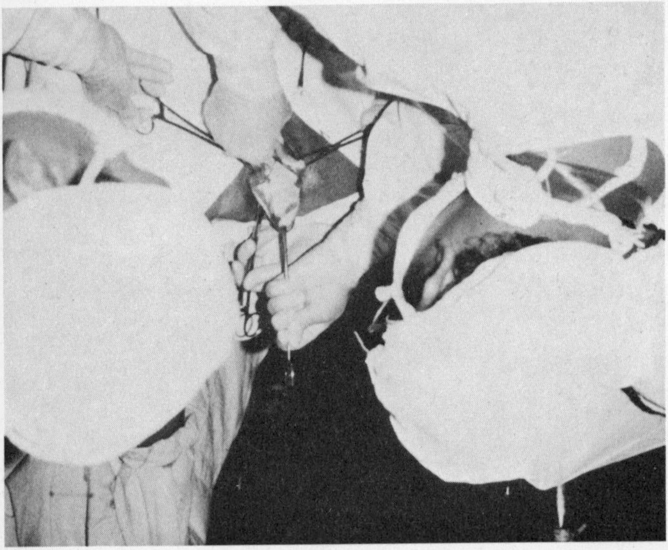

Philosophie regiert. Ansonsten ist die dualistische Theorie des Yin und Yang im wesentlichen kosmisch, da der Himmel wie die Sonne Yang, die Erde wie der Mond Yin ist. Die Lebewesen enthalten beide Prinzipien. Yang weist auf Männlichkeit, Aktivität, Glanz und Härte hin. Es ist schwarz und befindet sich links. Die ihm zugerechnete Zahl ist Eins, und alle ungeraden Zahlen sind Yang. Das Yin bezeichnet das Weibliche, Passive, Weiche. Es ist weiß und rechts. Seine Zahl ist Zwei, und alle geraden Zahlen sind Yin.

Diese Gegenüberstellung erstreckt sich, wie wir schon gesagt haben, auch auf die Jahreszeiten. Die alten Chinesen, die die nördliche Hemisphäre bewohnten, betrachteten den Süden als den Kardinalpunkt der Hitze und den Norden als den der Kälte. Aus der Korrelation der Kardinalpunkte mit den Jahreszeiten resultierte, daß der Süden mit dem Sommer und der Norden mit dem Winter verknüpft wurde. Der Frühling wurde mit dem Osten vermählt, da dort die Sonne aufgeht, und der Herbst mit dem Westen, weil sie dort untergeht. *Khi Pa*, Arzt des Gelben Kaisers *Hoang Ti* (2698-2598 v. Chr.), gibt nach dem ›NEI KING‹ folgende Ratschläge:

»Die vier Jahreszeiten, das Yang und das Yin, sind das Wesen aller Dinge. Die Weisen unterhalten die Energie Yang in Frühling und Sommer, die Energie Yin in Herbst und Winter. Wenn man so handelt, pflegt man die Wurzeln des Lebens. Alle Materie hat eine Phase der Geburt und des Wachstums. Wenn man die Lebenswurzel selbst verletzt, nimmt man dem Leben seine Blühkraft. Sich dem Yang und Yin zu fügen, das ist Leben.«[4]

Die chinesischen Kaiser vor der Epoche der Tchou Dynastie (1122–249 v. Chr.) trugen dieser Verbindung der Jahreszeiten mit den Kardinalpunkten genauestens Rechnung. Sie lebten

4 SO OUENN, Kap. 2, 3.

während jeder Jahreszeit in dem entsprechenden Teil ihres in quadratischem Grundriß nach den Kardinalspunkten orientierten Palastes.

Zahlreiche Autoren haben sich im Laufe der Jahrhunderte ausführlich mit dem Gegensatz Yang und Yin auseinandergesetzt. *Lao Tse* befragt sich in dem Buch, das zunächst seinen Namen trug und später TAO TE KING genannt wurde, auf etwa zwanzig Seiten über die taoistische Dynamik und formuliert eine energetische Konzeption des Tao in Form von Aphorismen wie zum Beispiel: *»Wenn eine Sache ihr Extrem erreicht, wendet sie sich aus sich selbst heraus rückwärts.« Oder: »Die Rückkehr ist die Bewegung des Tao.«*[5] Yang und Yin wachsen und schrumpfen. Sie zeigen Flux und Reflux, d. h., sie bringen die Bewegungen von Ebbe und Flut zum Ausdruck, und der wellenförmige Charakter dieser beiden Prinzipien beeinflußt die gesamte Natur. Gesundheit und Persönlichkeit werden, wie alle Phänomene im Universum, durch die Vorherrschaft von Yang oder Yin bestimmt. Und der Kosmos der Chinesen wird seinerseits von Wellen regiert.

Im Falle des Menschen, der uns in diesem Zusammenhang am meisten interessiert, kann jedes Individuum Yang in einem Sinne und Yin in einem anderen sein. Das Pulsieren findet sich in den Kontraktionen des Herzens *(Systole)* und den Entspannungsphasen *(Diastole)*, die in einem bestimmten Rhythmus aufeinanderfolgen und das Blut zirkulieren lassen. In gleicher Weise unterliegen die Lungen dem Rhythmus des Ein- und Ausatmens. Die Vorstellung vom Menschen in der chinesischen Medizin erscheint auf den ersten Blick widersprüchlich und gleichmäßig.

Um es präziser auszudrücken: Es besteht eine detailliertere Beschreibung darin, Yang und Yin mit dem Orthosympathikus und dem Parasympathikus gleichzusetzen. Ein exzessiver Reiz des Orthosympathikus erzeugt Krankheit ›durch

5 LAO TSE: TAO TE KING, Übers. von Richard Wilhelm, Diedrichs, Köln 1978, S. 16 u. S. 20.

ein Übermaß an Yang‹. Eine übertriebene Aktivität des parasympathischen Nervensystems erzeugt den Chinesen zufolge ›durch ein Übermaß an Yin‹ eine Vagotonie und alle Krankheiten, die sich daraus ableiten. Ziel der Therapie ist es, das Gleichgewicht zwischen den beiden Prinzipien zu erhalten oder nötigenfalls wiederherzustellen. In *»Les structures anthropologiques de l'imaginaire«* schreibt *Gilbert Durand* im Zusammenhang mit den Gleichgewichtsstrukturen, die er ›Structures Synthétiques‹ nennt: »... (sie) halten gleichzeitig die Möglichkeit der Assimilierung und der Anpassung aufrecht. Als einzige verdienten sie die Bezeichnung von ›Heterogenisieren‹ im biologischen Sinne, den Lupasco diesem Begriff beimißt: nur sie lassen den Zeitfaktor mit einfließen.« Gleich anschließend fährt er fort:

»Man müßte also eine Logik (oder wenigstens eine Prälogik!) ins Auge fassen, die nicht auf den zwei Kategorien Homogenisierung und Heterogenisierung aufbaut, sondern auf dreien: assimilierende Homogenität, Heterogenität oder antagonistisches Gleichgewicht und drittens anpassende Homogenität. Eine solche Prälogik käme dem traditionellen chinesischen System von Tao, Yin und Yang sehr nahe.«[6]

In der traditionellen chinesischen Medizin scheint die Vorstellung vom Menschen einer dualistischen Philosophie verpflichtet zu sein (Yang und Yin). Doch das ist keineswegs der Fall. Jeder einzelne Pol ist nur ein Teil des Lebens und nicht das Leben insgesamt (das vom Tao beherrscht wird). Im Gegensatz zur Philosophie vom Menschen in der dualistischen abendländischen Mechanistik werden die beiden gegensätzlichen Kräfte von Anfang an als komplementär betrachtet. Das Leben brennt darauf, sich über die Verschiedenartigkeit der entgegengesetzten Spannungen auszubreiten und sich somit in der Summe dieser Mannigfaltigkeit wiederzufinden ... Im Tao bleibt das Getrennte bestehen, doch nicht mehr als Getrenntes, sondern als einheitliche

6 Gilbert DURAND: *Les Structures Anthropologiques de l'Imaginaire. Introduction à l'Archetypologie générale*. Annexe 1. Editions BORDAS, Collection Philosophie, Paris 1969, 5. Aufl. S. 504 f.

Dynamik, so daß das Lebende das Lebende trifft. Yang und Yin werden also als völlig unpersönliche Naturkräfte gedacht, von denen eine ohne die andere nicht existieren kann, wobei das Tao das göttliche Gesetz ist, nach dem sich die Bande zwischen dem Mikrokosmos und dem Makrokosmos knüpfen. Aus diesem Grunde gibt es ein Mittel, sich mit Hilfe der Atmung mit ihm zu vereinigen. Die Luft ist voller ›Lebenssamen‹, deren der Mensch sich mit Hilfe gewisser Atemübungen bemächtigen kann.

Es ist interessant, an dieser Stelle zu bemerken, daß eine weitere Schule, die ursprünglich unabhängig war, später aber mit der anderen verschmolz, eine symbolische Interpretation der chinesischen Kosmologie betrieb, um Ursprung und Struktur sowohl des Universums als auch des Menschen zu erfassen, indem sie sich auf die fünf Elemente berief. Die fünf Elemente – im allgemeinen grundlegend oder wenigstens anteilig an der Zusammensetzung eines jeden Dinges beteiligt – sind das Feuer, die Erde, das Metall, das Holz und das Wasser. Fünf Planeten werden den Elementen zugeordnet, aus denen sie geboren sind: Mars, Saturn, Venus, Jupiter und Merkur. Diese Entsprechung betrifft auch fünf Organe: Herz, Milz, Lunge, Leber, Nieren sowie die fünf Jahreszeiten (einschließlich der ›Hundstage‹), die fünf Himmelsrichtungen (einschließlich des Zentrums), fünf Farben usw. Alle diese Elemente sind der Dominanz von Yang und Yin unterworfen, und ihre Beziehungen wurden im Bereich der Medizin sowohl zur Erstellung der Diagnose einer Krankheit als auch zu ihrer Behandlung eingesetzt.

Dem NEI KING zufolge entspricht die psychische Konstitution der materiellen Form der fünf Elemente. Auf diese Weise werden die Individuen nach einer harmonischen und differenzierten Ordnung klassifiziert (welche von der phantastischen Gedankenwelt von *Fourier* und seinem berühmten ›*charme composé*‹ nicht abgestritten worden wäre):[7]

7 Charles FOURIER: *Le charme composé.* Collection Le Grand Pal, éditions FATA MORGANA, Montpellier 1976.

1. der »Holz«-Typ: grünliche Gesichtsfarbe, lange Gestalt, breite Schultern, kleine Hände und Füße – arbeitsam;
2. der »Feuer«-Typ: rötliche Gesichtsfarbe, kleine Hände und Füße, kleiner Kopf, rundliche Schultern und Bauch – aktiv;
3. der »Erde«-Typ: gelbliche Gesichtsfarbe, Kopf und Bauch dick, rundes Gesicht, fleischige Schultern – ruhig;
4. der »Metall«-Typ: weißliche Gesichtsfarbe, kleiner Kopf, schmale Schultern, zierliche Hände und Füße – einfach;
5. der »Wasser«-Typ: schwärzliche Gesichtsfarbe, dicker Kopf, schmale Schultern, dicker Bauch, ungewöhnlich lange Wirbelsäule – beweglich.

Darüber hinaus besteht auch eine Entsprechung mit den fünf Funktionen – Sehen, Sprechen, Denken, Hören und individuelle Haltung – und, natürlich, mit den fünf Tugenden: menschliche Güte, Anstand, Wohlwollen, Gerechtigkeit, Weisheit; den fünf Geschmäckern: sauer, bitter, süß, scharf, salzig; den fünf Öffnungen: Augen, Zunge, Mund, Nase, Ohren; den fünf Flüssigkeiten: Tränen, Schweiß, Spucke, Auswurf, Urin. Im Bezug auf diese Beschreibungen muß auf einen für unseren Zusammenhang besonders interessanten Punkt hingewiesen werden: Die Gesichtsfarbe repräsentiert die immaterielle Energie der Elemente; zudem verbindet eine ständige Beziehung Eingeweide und Flüssigkeiten mit den fünf Elementen und den fünf Jahreszeiten. Krankheit wird durch Übermaß oder Mangel eines der Prinzipien ausgelöst. Die Lehre von den fünf Elementen hat ihren Ursprung in dem alten mythischen Glauben an die Macht der fünf Elemente: Jupiter, Mars, Saturn, Venus und Merkur. Die Elemente Holz, Feuer, Erde, Metall und Wasser sind Elementargottheiten und ihnen unterworfen. Die chinesische Naturphilosophie nahm an, die fünf Elemente seien die Prinzipien einer Organisation der Welt nach fünf Punkten. Sie dienten als Modell für eine Klassifikation in fünf Zugehörigkeitsgruppen. Man besaß Tabellen, die festlegten, was gemeinsam klassifiziert werden konnte und was nicht.

Die Elemente symbolisieren auch die fünf sukzessiven Transformationsphasen:

> Das Holz erzeugt das Feuer,
> das Feuer erzeugt die Erde (Asche),
> die Erde erzeugt das Metall (Erz),
> das Metall erzeugt das Wasser (Schmelzvorgang),
> das Wasser erzeugt das Holz.

Die ringförmig angeordneten Elemente bilden sozusagen den Kreis, der erzeugt oder unterstützt.

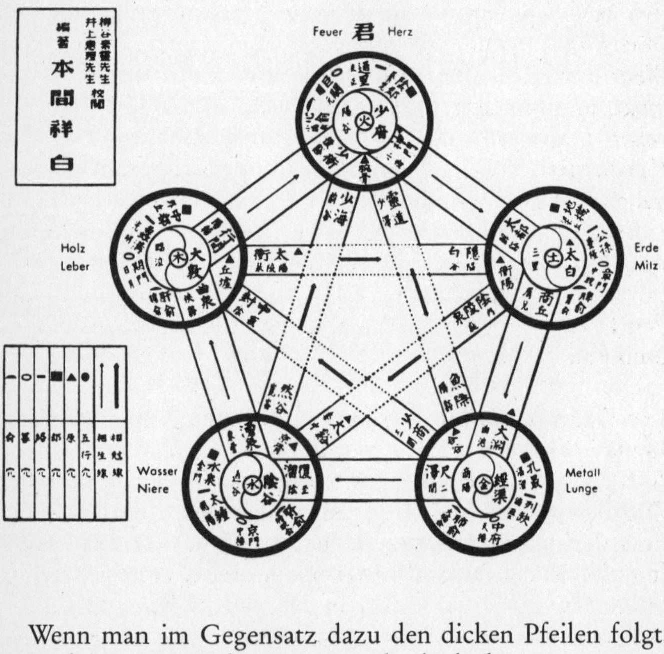

Wenn man im Gegensatz dazu den dicken Pfeilen folgt, entsteht ein Kreis, der zerstört oder bedroht.

Wenn man, wie in dem obigen Pentagramm, die Elemente durch die entsprechenden Organe ersetzt, entsteht, den dünnen Pfeilen außen folgend, die therapeutische ›Mutter-Kind-

Regel‹ und, den dicken inneren Pfeilen auf den Diagonalen folgend, die ›Opposition‹ genannte Regel.

Die *Mutter-Kind-Regel*: Die Mutter eines Organes ist dasjenige, welches im äußeren Ring des Pentagramms auf das andere folgt. Zum Beispiel betrachtet man die Nieren als ›die Mutter‹ der Leber. Das Kind eines Organes ist das vorhergehende. So ist das Herz ›das Kind‹ der Leber.

Dabei geht man von folgender Vorstellung aus: Ein schwaches Kind braucht eine starke Mutter, und eine starke Mutter braucht ein schwächeres Kind, das von ihr ernährt werden muß. Daraus folgt als therapeutische Regel, daß im Falle einer Unterfunktion eines Organes dasjenige gestärkt werden muß, das ihm im Kreis nachfolgt, und im Falle einer Überfunktion muß man dasjenige ablenken, das vorausgeht. Wenn zum Beispiel in der Leber eine Unterfunktion entsteht, muß man die Nieren anregen; im Falle einer hepatischen Stasis muß man das Herz über den Meridian des Kreislaufs ablenken. Analog dazu wird die Mutter-Kind-Regel auf die Elementarpunkte der Meridiane angewandt.

Im Falle einer ›Leere der Leber‹ zum Beispiel regt man den Wasserpunkt oder Leber-Meridian auf dem Tonifikationspunkt an. Im Falle einer ›Füllung der Leber‹ lenkt man den Feuerpunkt des Lebermeridians über den Dispersionspunkt ab.

Die *Oppositionsregel*: Die im Pentagramm über die dicken Pfeile in den Diagonalen verbundenen Organe werden als Antagonisten betrachtet. Ein zu schwach funktionierendes Organ bringt das ihm entgegengesetzte Organ (in der Richtung der dicken Pfeile) zur Überfunktion, und eine Überfunktion eines Organs bringt wiederum eine Schwächung seines Gegenübers mit sich (in der gleichen Richtung).

Zum Beispiel erzeugt eine Leere in den Lungen eine Stasis in der Leber: letzteres verursacht eine Leere in der Milz und in der Bauchspeicheldrüse. Daraus ergibt sich folgende therapeutische Regel: Im Falle einer Überproduktion eines Organs müssen, neben einer Dispersion nach der

›Mutter-Kind-Regel‹, zusätzlich die beiden gegenüberliegenden Organe angeregt werden, und im Falle einer Unterproduktion müssen die beiden gegenüberliegenden Organe abgelenkt werden. Daraus folgt, daß die Oppositionsregel ihre Anwendung an den Elementarpunkten der Meridiane findet.

Khi Pa, der Arzt des Gelben Kaisers und Vertreter einer psychosomatischen Medizin, gibt ein paar Informationen, die jeder Behandlung vorangehen: *»Ehe man mit der Nadelbehandlung beginnt, muß man sich der Bedeutung des Mentalen bewußt sein... Zu viele Sorgen schaden dem Geist. Gefühlsregungen schaden der Vitalität; ein Übermaß an Freuden kann den Geist zerstreuen, Angst kann den Energiekreislauf behindern, Zorn kann zum Tode führen, Furcht kann wahnsinnig machen. Wenn das Herz zu viele Sorgen hat oder über die Stränge schlägt, verändert sich die Gesichtsfarbe. Der Kranke, der zu viele Sorgen hat, stirbt im Winter. Der Akupunktierer muß sich der Bedeutung von Geist und Seele klar bewußt sein.«*[8] Nach dem *Tchen Tsiou Ta Tchreng* (›Große Perfektion der Nadeln und Moxas‹), das am Ende des 16. Jahrhunderts veröffentlicht wurde, wird die Wirkung von Gefühlen auf die Organe beobachtet: Freude schadet dem Herzen und damit den Lungen, Unzufriedenheit schadet Leber und Milz, Kummer schadet den Lungen und damit Leber und Herz, Erregbarkeit dem Herzen und dem Geist, Angst Nieren und Herz, Besessenheit der Milz und den Nieren, Unlust schadet der sexuellen Energie.[9]

Das Tch'i ist die Basis der Energie, von der *Khi Pa* spricht: *»Eine ursprüngliche, essentielle Energie, die alle Elemente erzeugt und sich darin einbindet«,* sagt SO OUENN. Ohne es explizit zum Ausdruck zu bringen, scheinen die alten Chinesen in gewisser Weise eine Identität von Energie und Materie angenommen zu haben, von denen eine sich in die

8 NEI KING, LING SHU.
9 TCHEN TSIOU TA TCHRENG, verfaßt von Yang Ji-Phon (Ji-Shi), hrg. 1601.

andere verwandeln konnte und umgekehrt, da sie beide nur verschiedene Formen ein und derselben Sache waren. Diese Vorstellung von Energie ist für uns von großer Bedeutung, da darin *die Besonderheit der energetischen Darstellung vom Menschen in der traditionellen Medizin* im Gegensatz zu dem mechanistischen Bild vom Körper, das die ›rationalistische‹ Medizin des Abendlandes (noch immer?) vertritt, zum Ausdruck kommt. Das NEI KING präzisiert, daß *der Energiekreislauf nicht sichtbar ist, doch daß ein großer Meister ihn wahrzunehmen vermag. Er weiß ihn vorwärts oder rückwärts nachzuvollziehen.* Aufgrund ihrer empirischen Beobachtungen schlossen die chinesischen Ärzte, daß diese Energie immer in der gleichen Richtung zirkuliert: Im Morgengrauen startet sie in den Lungen, den ›Meistern der Energie‹, um am nächsten Morgen nach einem genauen Weg in präziser Zeit dorthin zurückzugelangen. Je nach Alter des Individuums wächst und schrumpft diese Energie im Rahmen des Yin-Yang-Zyklus.

Mit ›*King*‹ bezeichneten die chinesischen Ärzte die Bahnen, entlang derer die Energie zirkuliert. *Soulié de Morant*, ein abendländischer Pionier der traditionellen chinesischen Medizin, hat das Wort ›King‹ mit ›Meridian‹ übersetzt, was die Analogie zu den gedachten Linien der Weltkugel, die auch im Chinesischen mitklingt, zum Ausdruck bringt. Doch es sei hierzu bemerkt, daß der Begriff des Meridian in der abendländischen Kultur an eine theoretische Linie denken läßt, während der chinesische Begriff eine vitale, energetische Vorstellung impliziert. Es gibt zwölf bilaterale Meridiane, die den zwölf Organen entsprechen, in die die Chinesen den Organismus unterteilten, und die alle Funktionen des Körpers zusammenfassen. Sechs von ihnen sind Yang für die höheren Körperteile: die Meridiane von Dünndarm, Dickdarm und dem ›dreifachen Erhitzer‹ oder den ›drei Feuerstellen‹.[10] Die Meridiane der niederen Körperteile sind

10 Der ›dreifache Erhitzer‹ schließt die Atem-, Verdauungs- und Geschlechtsfunktionen ein.

der der Blase, der Gallenblase und des Magens. Die sechs anderen sind Yin: für die höheren Körperteile der Meridian der Lungen, der des Meisters des Herzens[11], der des Herzens. Für die niederen Körperteile gibt es die Meridiane von Leber, Milz und Nieren.

Die Meridiane kommunizieren untereinander über ihre Endpunkte und über ›Sekundärgefäße‹ oder ›Verbindungen‹, die die sechs Yang- und die sechs Yin-Meridiane paarweise miteinander verknüpfen. Es muß angefügt werden, daß die traditionelle Theorie noch zwei weitere Meridiane kennt, die eine Vermittlerposition auf dem Thorax einnehmen: das ›Konzeptionsgefäß‹ oder der *Jeun Mo*-Meridian und das ›Steuergefäß‹ oder der *Tou Mo*-Meridian. Diese beiden kommunizieren miteinander, aber sie sind unabhängig von den übrigen, da sie Sonderfunktionen entsprechen. Darüber hinaus bestehen noch sechs weitere ›Gefäße‹, die ihre eigenen Bahnen und Indikationen besitzen, wobei ihre Punkte die der Meridiane sind, die sie kreuzen.

Im Rahmen dieser Studie werden wir nicht auf die Polemik eingehen, die die genaue Zahl der Punkte und ihre Lage betrifft. Das NEI KING zitiert 365, analog zur Zahl der Tage eines Jahres, und *Soulié de Morant* erwähnt ihrer 763, die sich über die zwölf Meridiane verteilen. Den interessierten Leser verweisen wir auf einige ernsthafte und gut dokumentierte Werke.[12] Der Mensch ist mit dem Kosmos verbunden, doch die Haut bleibt die fotografische Platte, auf die die inneren Rhythmen der Organe und die äußeren des Kosmos aufprallen oder sich mit ihnen verbinden. Über sie glaubt die chinesische Medizin, das durch die verschiedenen Faktoren gestörte Gleichgewicht wiederherstellen zu können. Die alten Chinesen haben festgestellt, daß jede organi-

11 Als ›Meister des Herzens‹ wird der gesamte Blutkreislauf bezeichnet.
12 Der 2. Teil des NEI KING, SO OUENN ist auch auf deutsch zugänglich in dem Lehrbuch »Klassische Akupunktur Chinas« von Claus C. Schorrenberger, Stuttgart 1974. (Anm. d. Red.)

sche oder Funktionsstörung an bestimmten Punkten des Körpers, die im Falle ein und derselben Störung nie variieren, eine besondere Empfindlichkeit bewirkt. Das ist das Zeichen einer Unterbrechung der Harmonie, die zwischen Mikro- und Makrokosmos herrschen müßte. Jede Einwirkung auf diese Punkte hat einen Effekt auf das Organ oder die gestörte Funktion und ermöglicht eine Wiederherstellung des Normalzustandes, der nicht immer endgültig ist. Das ist die Grundlage für die Behandlung durch den Akupunkteur. Es handelt sich also um das Wiederherstellen des Energiekreislaufs, der im Falle einer Krankheit gestört oder unterbrochen ist. Gewisse Akupunkturpunkte aktivieren diese Energie, indem sie sie beleben, andere ›lenken sie ab‹. Akupunktur ist also eine Manipulation der Energie, um in doppelter Weise das Gleichgewicht wiederherzustellen: das Gleichgewicht des Menschen mit sich selbst und mit dem Universum.

Die traditionelle chinesische Philosophie – *Tao* und *Wu-Hsing* (das Konzept von den fünf Elementen) – erstellt ein von der klassischen abendländischen Vorstellung radikal verschiedenes Menschenbild. Sie fügt das Individuum in eine perfekt organisierte Kosmogonie ein. Die menschlichen Fähigkeiten werden hierarchisch geordnet und sind komplementär, und der Körper ist differenzierten energetischen Astraleinflüssen ausgesetzt. Dadurch unterliegt er keinerlei mechanistischen Vorstellungen. Ein ganzes Gewebe von Entsprechungen – die wir zuvor in knapper Zusammenfassung beschrieben haben – erhält diese komplexe, einheitliche, ›sakrale‹ Ordnung. Eine vergleichbare energetische Konzeption vom Menschen finden wir wesentlich später im Abendland wieder, namentlich in der Psychoanalyse. Ist der freudianische Eros nicht eigentlich ein noch nicht in sublimierte und unsublimierte Energie gespaltener Trieb? Es ist wahr, daß wir bei Freud häufig dem Gedanken begegnen, daß die Menschheit noch immer von archaischen Kräften beherrscht wird, daß die Vorgeschichte in uns noch immer gegenwärtig ist.

In China wie in Indien ist der Körper mit der Gesellschaft verbunden und dadurch mit dem Bereich der Schmerzen. Das Tao fordert wie das Yoga Techniken, Normen, Verhaltens- und Lebensweisen, formt den Körper und bewahrt ihn unter seinem Einfluß. Die Intelligenz dieser therapeutischen Praktiken läßt sich nur verstehen, wenn man eine ›*gedachte*‹ *Verbindung* zwischen der Gesellschaft und den menschlichen Körpern in Betracht zieht. Die kartesianischen Grundideen – die Spaltung Gedanke/Objekt –, welche das gesamte abendländische Denken begründen, rationalisieren und lenken, bewirken, daß das Maß des Subjekts das Maß der Wirklichkeit wird, einer Wirklichkeit, die nichts als das entschlossen denkende Subjekt selbst ist (das Sein als Subjekt). Das subjektive Bewußtsein wird als ein Licht angesehen, das auf eine Sache fällt, davon eine bestimmte Vorstellung gibt und auf diese Weise die Herrschaft des Bewußtseins als Erwartung und Intuition einführt. Hegel formuliert diesen Gedanken in seinem unverwechselbaren Stil in der ›Geschichte der Philosophie‹ folgendermaßen: »Die europäische Vorstellung«, schreibt er, »hat als Grundelement im Sujet das SEIN an sich der subjektiven Freiheit. Ich weiß, ich bin überzeugt, meine Meinung, mein Wille sind gültig für mich. Diese Terminierungen, die sich an die subjektive Realität binden, widersprechen dem europäischen Denken (Milieux), dem Kernpunkt der Einheit. Was es im europäischen Denken an extremem und exclusivem gibt, enthält das ganze Spektrum des Willens, des Denkens und des Darstellbaren.«[13]

In China wird der Wahrnehmungsprozeß als eine ständige innere Transformation angesehen. Um diese Hypothese ›moderner‹ auszudrücken, könnte man sagen, daß das, was das philosophische Denken in China motiviert, eine Art von Theorie der psychischen Einflüsse ist. Jede Aktion oder Bewegung von Gedanken oder Attitüden eines Individuums geht weder in der Vergangenheit unter, noch wird sie ausgelöscht, sondern sie hinterläßt Spuren und Prägungen im

13 G. W. F. HEGEL: Geschichte der Philosophie.

Unterbewußtsein wie im Körper. Es sind diese Einflüsse, die den Menschen in gewisse Richtungen lenken und ihn dazu bringen, zu früheren Prinzipien zurückzukehren und eine kosmogonische Harmonie des menschlichen Körpers und der himmlischen Welt zu entdecken. Keine der Aktivitäten geht verloren, alles erscheint und kondensiert sich wieder durch den Energiekreislauf, der ihn belebt. Das Individuum erneuert und beginnt immer wieder das gleiche, geleitet von den reaktivierten Tendenzen seiner Psyche, ständig die archetypischen Handlungen zu vollführen, die sein Gleichgewicht bestimmen. Der Reichtum liegt im Inneren, und daher stammen die großartigen Metaphern, von denen wir gesprochen haben: der ›dreifache Erhitzer‹, ›Meister des Herzens‹, ›Konzeptionsgefäß‹, ›Steuergefäß‹ usw. Wir finden den Wunsch nach Weisheit und das Verlangen nach ausgeglichener Heiterkeit des Tao auch im indischen *›Sankhya‹* wieder. Ähnelt das Tao nicht dem *›Atman‹* des Yoga: unbeweglich, ohne Form und Inhalt, ohne Anfang und Ende und ohne das Individuum als solches zu charakterisieren? Auch das Yoga hat die Funktion, Energie zu kanalisieren, und es impliziert eine phantasmatische Vorstellung eines Körpers, in dem man sich wohlfühlen kann. Sogar die Regel der Fünf finden wir im *›Yoma‹* (Entsagung, allgemeine Askese) und im *›Niyama‹*. Im Yoma handelt es sich um die Beachtung von fünf Praktiken: ›Ahimsa‹ (Gewaltlosigkeit, unbedingter Respekt vor allem Leben ...), ›Satya‹ (Wahrhaftigkeit), ›Astega‹ (Ehrlichkeit), Brahmacarya‹ (physische und moralische Keuschheit) und ›Aparigraha‹ (Uneigennützigkeit). Das ›Niyama‹ schließt ebenfalls fünf wesentliche Elemente ein: ›Scanca‹ (Sauberkeit oder Reinheit), ›Samtosa‹ (Zufriedenheit), ›Tapas‹ (Selbstbeherrschung), ›Svadhyaya‹ (Rezitation heiliger Texte, z. B. Upanishad, Bhagavad-Gîta) und schließlich ›Isvarapranidhaha‹ (Entsagung der Persönlichkeit).

In der traditionellen chinesischen Medizin, wie auch in Indien, *»befinden sich alle Götter in allen Körpern, das heißt,* *der Körper enthält alle Wirklichkeiten.«*[14] Darum arbeiteten die chinesischen Alchimisten[15] mit dem Ziel, dem Menschen zu erlauben, sich mit den Göttern zu assimilieren. Der ›göttliche Zinnober‹, chinesisches Äquivalent des ›trinkbaren Goldes‹, erscheint in den Texten mal als eine physikalische Substanz, die das leibliche Leben zu verlängern vermag, mal, vor allem bei den Taoisten, als Symbol des spirituellen Zustandes, in dem der Mensch nicht mehr der Zeit unterworfen ist. In seinem Werk *»The Beginnings of Alchemy«* zitiert *Homer H. Dubs*[16] folgende Worte des Magiers *Li Chao-Kion* an seinen Kaiser Wati: »Opfert im Brennofen (Tsao), und Ihr könnt (übernatürliche) Wesen kommen lassen; wenn Ihr die Wesen habt kommen lassen, läßt sich der Zinnoberstaub in gelbes Gold verwandeln; wenn das gelbe Gold gemacht sein wird, könnt Ihr daraus Besteck zum Essen und Trinken herstellen und damit ein längeres Leben erlangen; Ihr könnt die Glücklichen (Hsien) von der Insel P'ong-Lai sehen, die mitten im Meer liegt. Wenn Ihr sie gesehen habt und die Opfer ›Fong‹ und ›Chang‹ dargebracht habt, dann werdet Ihr nicht sterben ...«

Natürlich beruft sich die chinesische Alchimie auf die Grundkonzeption, die auf den fünf Elementen basiert: Wasser, Feuer, Holz, Metall (Gold), Erde. Im menschlichen Bereich assoziierten sie das Herz mit dem Feuer, die Leber mit dem Wesen des Holzes, die Lungen mit dem Gold, die Nieren mit dem Wesen des Wassers, den Magen mit dem Wesen der Erde im Sinne der Gesamtheit der traditionellen chinesischen Medizin. »Das Feuer des Herzens ist rot wie Zinnober und das Wasser der Nieren schwarz wie Blei ...«,

14 *Sarve deva sarirastah.*

15 Der bekannteste von ihnen ist natürlich LAO TSE (600 v. Chr.), und ein Taoist und Alchimist verstand sich über Jahrhunderte als Nachfolger des ›Forschers des Einfachen‹ und sammelte Körner und Kräuter in den Bergen. Zu erwähnen sind außerdem WEI-PO-YANG im 2. Jahrhundert n. Chr., TSU-YEN, ein Zeitgenosse von MENCIOS (6. Jahrhundert n. Chr.), LIO-MSIANG (79–8 v. Chr.) und PAO-PU'TZU (Pseudonym von KO HUNG 268–334).

16 Homer H. DUBS: *The Beginnings of Alchemy*, Isis, vol. 38, 1947, S. 62–86.

lehrt die chinesische Alchimie. Der ›Zinnober‹, eine der wichtigsten Substanzen der chinesischen Alchimie, wurde wegen seiner roten Farbe als das Symbol des Blutes und Lebensprinzips schlechthin angesehen. Um so mehr, als er sich durch Verbrennung in Quecksilber (Merkur) verwandelt, worin die Chinesen das Mysterium der Regeneration durch den Tod erkannten, wobei die Verbrennung als Symbol für letzteres stand. Vom Gold, das seinerseits als Mittel eingesetzt wurde, nahm man aufgrund eines vom Zinnober unterschiedlichen Symbolismus an, daß es Unsterblichkeit bringe. »Das Gold«, schreibt *Wei Po-Yang* im Jahre 142 n. Chr. in dem ersten chinesischen Werk, das ausschließlich der Alchimie gewidmet ist, »schadet von Natur aus nicht.« Zwar wirkte der taoistische Einfluß im Orient etwa zur gleichen Zeit mit dem *Heraklits* im Abendland, und beide betrachteten das Feuer als das Urelement der Materie, doch die chinesische Alchimie etablierte sehr schnell eine Wesensunterscheidung zwischen einer esoterischen *(nei tan)* und einem exoterischen *(wai tan)* Konzeption. In der Folge trennten die chinesischen Alchimisten im 13. Jahrhundert im Rahmen ihrer Lehre, Materie und Energie einerseits und kosmologische Vorstellungen andererseits betreffend, das physikalische Universum von der metaphysischen Welt.[17]

Die schematische Definition der therapeutischen Punkte nach der Lehre der fünf Elemente verlangt darüber hinaus umfangreiche experimentelle Erfahrungen sowie philosophische Hypothesen, um tiefer in die Materie einzudringen. Um zu wissen, in welchem Maße die vier Elemente Wasser, Erde, Feuer und Luft sowie das fünfte, das göttliche Prinzip, also die Lehre von den fünf Elementen, die chinesische

17 Es sei hier auf ein paar seriöse Arbeiten über die chinesische Alchimie hingewiesen: Li CH'IAO DING: *The Chemical Arts of Old China*, Euston 1948; B. LAUFER: *The Beginnings of Porcelaine in China*, Chicago 1917, Field Museum; Homer H. DUBS: *The Beginnings of Alchemy*, op. cit.
Interessante Hinweise finden sich bei Mircea ELIADE: *Yoga, Unsterblichkeit und Freiheit*, Frankf./M. 1985.

Akupunktur beeinflußt haben, bedürfte es einer eingehenderen Betrachtung.

Im Falle der Akupunktur kann es sich nur um eine Wissenschaft im weitesten Sinne handeln. Wir ziehen es vor, uns auf eine philosophische Definition jener Kenntnisse zu beschränken, die in die Therapeutik einbezogen werden müssen, um einen Heilprozeß auch geistig zu unterstützen.

In Ermangelung der Kenntnis von Sprache und Bildern, das heißt von qualitativen Definitionen, hat das Abendland ein Zahlensystem entwickelt, das die spirituelle Unterstützung der Therapie relativiert und ihr damit etwas von ihrer Wirksamkeit nimmt. Ist das diskursive Denken nicht seit jeher die Ausgangsbasis der Naturwissenschaft gewesen?

Der wesentliche Unterschied zwischen der modernen abendländischen Heilkunst auf der einen Seite und der traditionellen chinesischen Heilkunst auf der anderen beruht auf den unterschiedlichen Ausgangspunkten der Erkenntnistheorien. Das chinesische Heilsystem beginnt mit dem Verstehen der großen Verbindungen, von denen, basierend auf Beobachtungen und Analogieschlüssen, ein praktisches Vorgehen ausgeht. Im Gegensatz dazu beginnt der abendländische Arzt mit dem Messen und Analysieren kleinster Elemente in der Hoffnung, auf diesem Wege zum Verstehen der Gesamtheit vorzudringen.

Die chinesische medizinische Theorie ist wahrscheinlich von direkten Erkenntnismethoden abgeleitet. Man kann die Gewißheit, die man auf instinktivem oder intuitivem Wege erlangt hat, nicht mit der Gewißheit vergleichen, die sich auf deduktive Methoden stützt, das heißt, die in Kausalitätsketten geschmiedet wurde. Tatsächlich ist das Überwiegen der induktiven Erkenntnis charakteristisch für eine Wissenschaft, die sich noch im Primärstadium ihrer Entwicklung befindet. Trotz zahlreicher Anstrengungen ist es noch nicht gelungen, einen verallgemeinernden ›induktiven Schluß‹ zu erstellen, die logische Gewißheit, die aus der Deduktion resultiert. Die Induktion ist ein echtes Spekulationsprinzip, das dem Denken erlaubt, den Rahmen der Erfahrung zu sprengen, Hypothesen zu konzipieren und das Ungewisse verständlich zu machen. Doch die Bestätigung und die Sicherung der Theorie unterliegen nach wie vor der Deduktion und der Beobachtung. Arbeitete nicht die alte abendländische Heilkunst ebenfalls mit induktiven Relationen (siehe z. B. *Hippokrates, Galenus, Celsus, Theophrastus von Hohenheim* usw.), und findet man dort nicht gewisse Parallelen zu den Traditionen der chinesischen Medizin?

Die chinesische Medizin stellt ein neuartiges Denkmodell zur Verfügung, das den Vorteil hat, sich auf die Erfahrung mehrerer Jahrtausende stützen zu können. Eine Theorie ist dann ergiebig, wenn sie eine Vielzahl von Phänomenen auf einen einheitlichen Nenner bringen kann, vor allem, wenn die Beziehungen zwischen den verschiedenen Phänomenen anfangs nicht faßbar scheinen.

Das homogene Prinzip in der chinesischen Medizin liegt, wo es sich um den menschlichen Organismus handelt, in der Berücksichtigung energetischer Prozesse. Aus dieser Perspektive ist die chinesische Medizin als wissenschaftliches System der modernen abendländischen Medizin ebenbürtig. Verschiedene Fakten bestätigen dies:

- einerseits besteht eine Übereinstimmung der Akupunkturpunkte (wie sie im Okzident genannt werden) mit den topographischen und anatomischen Orten des menschlichen Organismus, die in der abendländischen Anatomie ebenfalls eine Rolle spielen;
- andererseits hat die abendländische wissenschaftliche (deduktive) Methode die chinesischen Akupunkturpunkte und Meridiane, eine über Induktion erreichte Topographie, aufgegriffen.

Auch im Bezug auf die reziproken physiologischen Relationen zwischen inneren Organen läßt sich eine Ähnlichkeit zwischen der Lehre der chinesischen Medizin und den Erkenntnissen der modernen Physiologie feststellen. Es ist ebenfalls eine Tatsache, daß die abendländische Medizin alle diagnostischen Elemente, die die traditionelle chinesische

Medizin kennt, mit einbezieht: Beobachtung des Patienten, Abhorchen, Gespräch, Abtasten einschließlich des Pulsfühlens. Daher ist es nicht erstaunlich, daß, trotz der kulturellen Blockade der abendländischen Mentalität, neuerdings die Tendenz besteht, das medizinische System des alten China zu akzeptieren.

Mit diesen Ausführungen sind in knapper Form die wichtigsten Entwicklungen der traditionellen chinesischen Medizin und das unschätzbare Erbe, das sie an uns weitergibt, skizziert worden.

»Ich habe sagen gehört, daß in alten Zeiten die Menschen hundert Jahre alt wurden. Heutzutage sind wir mit fünfzig schon erschöpft. Liegt das an den veränderten Umständen, oder liegt der Fehler bei den Menschen?«

Diese Gedanken, die den ›SO OUENN‹, den ersten Teil des ›NEI KING‹, des ältesten medizinischen Werkes der Welt, eröffnen, treffen ins Herz unserer modernen Sorgen. Das Abendland hat keine Entschuldigung, ein wirksames Mittel zu vernachlässigen, welches das Leiden der Menschen von heute zu erleichtern und ihre Energie wiederherzustellen in der Lage ist, welche durch Lebensumstände stark beeinträchtigt wird, die *Theodor W. Adorno* nicht zögerte als ›mutiliert‹, d. h. verstümmelt, zu bezeichnen *(Minima Moracia).*[18]

18 Theodor W. ADORNO: Minima Moralia, Frankf./M. 1980, S. 13.

Alchimie, Paracelsische Medizin und hermetische Philosophie

Es gibt wenigstens einen gemeinsamen Aspekt zwischen der traditionellen chinesischen Medizin und der Alchimie: die Bedeutung und Stärke symbolischer Bilder. Allerdings entspringen sie im ersteren Falle dem Wunsch nach einer ausschließlich metaphorischen Beschreibung, während sie im Falle der Alchimie direkt in die Lehre integriert sind und die Texte häufig für den mit ihrem Umgang wenig vertrauten Geist schwer verständlich machen. Es interessiert uns hier nicht, ob die Erfindung dieser Symbolsprache eine List ist, die dazu dient, den Uneingeweihten abzuschrecken, denjenigen, der findet, was er nicht sucht, und der erntet, was er nicht gewollt hat. Diese Symbolsprache der Alchimisten war von den surrealistischen Dichtern, allen voran *André Breton* und zuvor von *Nerval*, als ein wesentliches Element der dichterischen Phantasie erkannt worden. In bezug auf die alchimistische Menschendarstellung sieht *André Breton* in der Alchimie eine Fähigkeit, die psychischen Kräfte zu reintegrieren, die zu erkennen und zu meistern dem Individuum im allgemeinen schwerfällt. Diese Sichtweise ist nicht allzu weit entfernt von jener *C. G. Jungs*, der in *Psychologie und Alchimie* erklärt, daß die Alchimisten, die sich wenig um das materielle Gelingen ihrer Operationen scherten, vor allem die Transformationen der Materie symbolisch studierten und den Metamorphosen ihres unbewußten mentalen Inhalts – durch eine Art psychischer ›Projektion‹ – einen konkreten Ausdruck gaben.[1] Man kann also zurecht anneh-

1 C. G. JUNG: *Psychologie und Alchimie*, 2. Aufl. Zürich 1952. Siehe auch Paracelsia, Zürich 1934.

men, daß die philosophische Vorstellung vom Menschen, die von den Alchimisten vertreten wurde, die Entdeckung des Unbewußten mit einschloß.

Wenn man die Analysen von *Elias Canetti* in *Masse und Macht*[2] ein wenig dehnt, kann man im alchimistischen Phänomen, durchdrungen von einer Dialektik der Ordnung und der Subversion, das Andauern von Archaismen sehen, denen der klassische Verstand nicht gerecht wird, da es keiner unserer üblichen historischen Kategorien unterliegt. Schub des Irrationalen – im 17.–18. Jahrhundert –, Explosion eines bis dahin gehüteten Geheimnisses, geheimer Affront gegen eine schwer zu analysierende ›kollektive Panik‹? Als soziale Tatsache ist die Alchimie all das gleichzeitig. Da sie die Spielformen der symbolischen Darstellung dynamisiert, läßt sie die Spannung und die Tragik der Transzendenz an die Oberfläche treten. *Gilbert Durand*, der sich in diesem Punkt auf *Mircea Eliade* beruft[3], entdeckt in dem Wunsch, ›das Licht zu zeugen‹ *(Paracelsus)*, den Willen, ›die Geschichte zu beschleunigen und die Zeit zu beherrschen‹. »Diese zyklischen und operativen Mythen«, fährt er fort, »die vom Großen Werk rituell illustriert werden, sind der Prototyp des revolutionären, progressiven Mythos, für den das goldene Zeitalter in der Reife des Zeitenendes liegt und der von Technik und Revolutionen beschleunigt wird«.[4] Kurzum, wie die genannten Autoren deutlich erkannt haben, sprengt die alchimistische Literatur als magisch-spirituelles Abenteuer und Rivale der etablierten Religion die Grenzen des Ästhetischen und Alltäglichen: Es ist die Eschatologie der mystischen Erfahrung, die Rückkehr zu den Göttern, das Chaos, die Metamorphose, das Wunderbare, es sind Momente auf einem Weg, der zur Entdeckung des Menschen und seiner Seele führt.

2 Elias CANETTI: *Masse et Puissance*, Ed. Gallimard, Bibliothèque des Sciences Humaines, Paris 1966; *Masse und Macht*, DIDORF 1960.

3 Mircea ELIADE: *Schmiede und Alchimisten*, Stuttgart 1961.

4 Gilbert DURAND: *Les Structures Anthropologiques de l'Imaginaire*, 2. Buch, 2. Teil, op. cit. S. 349.

Auf der Grundlage antiker Kenntnisse, die sich im Orient erhalten haben, sowie als hermetisches und okkultes Wissen hat die Alchimie sich auf eigene Weise entwickelt.

Sie erweist sich als die Technik dieses Wissens, als die praktische Anwendung der Lehre dieses philosophischen Systems, als die Kunst, den Geist, die Seele und den Körper des Menschen zu heilen. Zusammen mit ihren beiden Schwestern, der Astrologie und der Imagination, ist die Alchimie eine edle, königliche Kunst, und in ihrem Gefolge finden sich die größten Geister der Menschheitsgeschichte.

Über Herkunft und Bedeutung des Wortes ›Alchimie‹ (oder ›Alchemie‹)[5] streiten sich die Geister. Manche betrachten es als eine Ableitung des griechischen Wortes *›cheo‹* (ich begieße) mit dem arabischen Artikel *›al‹*, also ›die Kunst des Begießens‹. Andere glauben darin eine Verwandtschaft mit der hebräischen Wurzel *›khams‹* sehen zu können, mit der Vorstellung von ›Hitze‹, die dem *›kham‹* des Sanskrit und dem *›kamno‹* des Griechischen entspricht. Die beste Erklärung liefert uns *Plutarch*, für den das Wort ›Alchimie‹ aus dem arabischen Wort *›al-kemia‹* entstanden ist und ›schwarze Erde‹ bedeutet und somit das alte Ägypten, d. h. die okkulte Wissenschaft der ägyptischen Weisen im übertragenen Sinne bezeichnet.

Paracelsus gebrauchte zunächst das Wort *›Spagyrik‹*. In seinem *Paramirum* (Buch 1 Kap. 3) findet sich folgender Hinweis: *»Disce ergo Alchimiam quae alias Spagyria dicitur.«* Aus diesen Worten kann man entnehmen, daß Spagyrik gleichbedeutend mit Alchimie zu verstehen ist. Den Informationen seiner Adepten zufolge ist sowohl die hermetische Philosophie als auch die Alchimie ägyptischen Ursprungs.

Die Alchimie ist also als Heilkunst ebenfalls therapeutisch: Behandlung von Krankheiten, Pharmakologie, Lehre der Medikamente und Pharmazie, Zubereitung von Medikamenten. Und sowohl in der Therapie als auch in der Pharma-

5 Anm. d. Übers.

kologie stützt sich die Alchimie auf die Astrologie, auf die hermetische Lehre der Interaktionen zwischen den Welten, namentlich der astralen Welt, der Welt der Seele und der Gestirne und der irdischen Welt mit ihren Kreaturen, mit ihren Menschen.

Zur Beruhigung und Heilung menschlicher Krankheiten setzt die Alchimie in der Hauptsache Quintessenzen ein. Die Auswahl der Grundstoffe richtet sich nach den Signaturen, den Charakteristiken, die die Einheiten auszeichnen. Man definiert die Zeichen einer Krankheit, dann den Planeten, der das erkrankte Organ steuert, und das Sternzeichen, dem der erkrankte Körperteil zugeordnet ist, um so die notwendigen Substanzen auszuwählen, aus denen die Mittel bereitet werden.

Nach der hermetischen Analogielehre zwischen dem Universum und der Erde mit ihren Kreaturen liefert jede irdische Einheit aufgrund der Signaturen die Art und Weise, wie der Mensch sie verwenden kann.[6]

Es wird in diesem Zusammenhang nicht auf alle Analogien im einzelnen eingegangen, sondern wie in allen traditionellen Heilmethoden wird die Aufmerksamkeit auf eine Analogielehre gelenkt.

Wie wir schon gesehen haben, bezieht die Alchiemie ihre Kenntnisse von den ägyptischen Weisen. Jenen waren die Organe der Tiere sowie die Hormone und ihre Eigenschaften nicht unbekannt. Dies geht aus einem Papyrus hervor, der ungefähr 5000 Jahre alt ist und der bislang völlig unverständlich war und erst vor kurzem dank der neuesten Ergebnisse der Erforschung der Wirkungen von Hormonen entziffert werden konnte.

Die hermetische Philosophie ist keine geschlossene Disziplin. Sie ist zum Teil in dem esoterischen Wissen der großen Religionen, Vedanta, Tao, Islam, Christentum und Kabbala (die Weisheit der ägyptischen Priester war den Israeliten

6 Giambaptista PORTA: *Magia Naturalis*; Athanasius KIRCHER: *Oedipus Aegyptacius*, 3 Bde, Rom 1652–1654; CROLLIUS: *Basilica Chymica, Tractatus de Signatura Rerum Interna.*

zugänglich) enthalten. Wie alle profunden Erkenntnisse ist das Wesentliche dieser Wissenschaft persönlich und esoterisch, also exoterisch weder lehrbar noch mitteilbar. Der Weg kann mündlich oder schriftlich nur angedeutet werden; die Mühe, ihn zu beschreiten und das höchste Ziel zu erreichen, bleibt der intuitiven Intelligenz überlassen.

Da wohl die Zahl der Berufenen klein zu sein scheint, fordert das esoterische Wissen des Orients: »Wenn du zehn Dinge weißt, so verkünde ihrer neun – und nur wenigen Leuten!«

Aureolus Philippus Theophrastus Bombastus von Hohenheim, genannt *Paracelsus*, war der erste, der mineralische Verbindungen in die Medizin einführte. Er entdeckte die therapeutischen Eigenschaften zahlreicher Materialien. Gleichermaßen war er dank seiner komplexen Theorien über die Entsprechungen zwischen der Seele, dem Körper und der äußeren Welt einer der Begründer der hermetischen Medizin: Ihm zufolge repräsentiert der Geist Gott, der Körper die sublunare Welt und das ›Flüssige‹ die Gestirne.[7]

Der berühmte Arzt *Paracelsus*, dessen Fähigkeiten auch die moderne Medizin anerkennt, war ein faustischer Mensch mit dämonischem Wissensdurst und einer der großen Eingeweihten der Renaissance.

Er gehörte der Geheimgesellschaft der Rosenkreutzer an. Als Mystiker konnte er seine Gotteserkenntnis nicht in das Glaubensschema und das Dogma der dominierenden Kirche einpassen – daher hatte er zahlreiche Feinde.

Er war im nationalen Sinne ein echter Deutscher und bediente sich grundsätzlich der deutschen Sprache, um seine Lehren, seinen Unterricht und seine Rezepte zu verbreiten, selbst in seinen zahlreichen Schriften und Büchern. Das war riskant, da sich zu jener Zeit die Wissenschaftler ausschließlich der lateinischen Sprache bedienten. In wissenschaft-

7 Die jüngste Ausgabe der vollständigen Werke von PARACELSUS umfaßt sechzehn Bände: K. SUDHOFF, München 1922–35.

lichen Kreisen wurde er daher als ›marginales Original‹ betrachtet.

Er verwarf ein reines Bücherwissen und wurde nicht müde, die Überlegenheit dessen, was die lebendige Natur zu lehren vermochte, zu betonen. Seine Kommunion mit der Natur war wundervoll; er verstand sie mit allen ihren Aspekten und erreichte die höchsten Sphären des Kosmos. Er war im wahrsten Sinne ein Kosmosoph. Er begriff die Menschen, die Welt der Tiere und die der Pflanzen, aber auch die der Zwischenwesen, das Universum der Dämonen und die Sphären der Engel im Lichte der Rolle, die ihnen Gott und die Natur im großen Rhythmus des Lebens geben.

Paracelsus hat mehr als 400 Bücher und Aufsätze geschrieben, die alle, unter diesem pansophischen Aspekt, seinen scharfen Geist bezeugen. Er war tatsächlich ein Genie, das sich in eine Forschung gestürzt hat, die ihn bis an die tiefsten Quellen der Existenz führte, um der kranken Menschheit als Arzt helfen zu können, doch der sich trotz allem demütig den großen Gesetzen des Alls gebeugt hat, die sich in aller irdischer Existenz und in der Natur manifestieren. Als Mystiker wendete er sich den Gestirnen zu, als echter Rosenkreutzer begriff er die tiefe Wahrheit der Maxime des großen *Trismegistos*.

»Was oben ist, ist wie das, was unten ist, und das Unten gleicht dem Oben.«

Auf diesem Wissen und dieser Weisheit beruhen seine gesamte ärztliche Kunst, seine Diagnostik und seine Therapie. Er beherrscht die Gesetze der Polarität, benutzt die Spannungsregulierung und die Gegensätze als Heilfaktoren in seinen Verschreibungen und hat damit großen Erfolg.

So kommen seine Lehren von den Signaturen zustande, die auch heute noch gültig sind. Jedes Ding auf dieser Welt – Mensch, Tier, Pflanze oder Mineral – steht in ständiger Relation zu den Gestirnen des Universums und ist der kontinuierlichen Interaktion der Gestirnskonstellationen in stetiger Erneuerung unterworfen. Hierauf beruht seine Erkenntnis der kosmischen Gesetze von Form und Bild.

Er lehrt: »*Wenn ich den kosmischen Ursprung einer Sache kenne, kenne ich auch seine Natur und kann feststellen, ob die Relation zwischen dem Kosmos und der Natur weder gestört noch unterbrochen ist. Wenn das der Fall ist, so verändern sich die Harmonien, auf denen sie beruht, zu Diskordanzen, und das betroffene Individuum ist krank, das heißt von der Natur getrennt. Um diese verlorene Harmonie wiederherzustellen, muß ich, gestützt auf die Kenntnisse der Natur eines jeden Dinges, gegen das Prinzip vorgehen, das die Diskordanz provoziert, und zwar mit Hilfe des entgegengesetzten Prinzips oder auch indem ich ein analoges Prinzip zur Stärkung benutze. Nur so erfasse ich die wahre Ursache der Krankheit und bemühe mich, zu heilen und zu helfen, indem ich mich der göttlichen Kräfte bediene.*« Man beachte die Ähnlichkeit, die zwischen dieser Lehre und der chinesischen Theorie des Tao besteht.

Paracelsus setzt dieses tiefe Wissen in seiner ärztlichen Kunst in Form von wohlüberlegten Diagnosen und Voraussagen in die Praxis um, die sich immer bewahrheiten. Beispielsweise bekämpfte er hohes Fieber, das er als von Mars abhängig identifizierte, entweder mit dem saturnischen Kälteprinzip oder indem er das Hitzeprinzip mit Hilfe von Mars zugehörigen Substanzen unterstützte.

Ein Beispiel aus der modernen Medizin verwendet das gleiche Prinzip. Die Syphilis ist eine Krankheit, die an Mars und Venus gebunden ist, und die entsprechenden Metalle sind Eisen und Kupfer. Man heilt sie mit Blei und Quecksilber, die Saturn entsprechen, oder mit Salvarsan, das Mars zugeordnet ist. Die okkulte Medizin lehrt, daß die Grundursache jeder Krankheit sich im Ätherkörper des Individuums befindet, in der Langsamkeit oder der Überpolarisierung der betroffenen *chakras*, die sich oberhalb der Organe oder Nervenzentren befinden. Man muß also zunächst eine Harmonisierung des Ätherkörpers erreichen, worauf eine Stärkung des Nervensystems folgt und auf diese Weise ein entscheidender Schritt in der gewünschten Heilung des betroffenen Organes. *Paracelsus* folgte darin dem gleichen

Vorgehen wie die Spagyrik und die Homöopathie, und er kannte auch die therapeutischen Kräfte von Licht und Farben.

Er stellte seine Tinkturen aus Fermenten, Pflanzen- und Mineralsalzen selbst her, indem er sich nach ihren astrologischen Analogien richtete.

Paracelsus war also ein gelehrter Mystiker, der sich in seiner medizinischen Kunst der praktischen Mystik in ihrer Idealform bediente. Er war nicht nur ein Alchimist mit umfangreichem Wissen, sondern auch ein Eingeweihter der Chemie des Kosmos, einer höheren Alchimie.

Als Rosenkreutzer kannte und benutzte er zweifellos auch die legendäre rote Tinktur – das Lebenselixier – und vielleicht sogar den sogenannten ›Stein der Weisen‹, denn einige seiner Heilungen muten wunderbar an. Diese Behauptungen sind allerdings nicht sehr glaubwürdig, denn Abschnitte bitterster Armut in seinem Leben lassen seine Kenntnisse und sein Können in der Transmutation der Metalle bezweifeln.

Aufgrund der biographischen Daten wird jedoch deutlich, daß *Paracelsus* kein Mensch ohne Makel, kein Übermensch gewesen ist. Sein EGO erlag den Prüfungen und den Gesetzen des Karma, das sein Leben regierte. Man vermutet, daß er als praktizierender Magier die Welt der Dämonen kannte und teilweise beherrschte und in jene Sphären nicht ungestraft eindrang und von ihnen überwältigt wurde. Sein gewaltsames Ende deutet darauf hin. Im Alter verfiel er dem Alkohol, und es wird behauptet, daß er ermordet wurde. Gewiß war *Paracelsus* ein tief religiöser Mensch, wie auch die anderen großen Mystiker: Meister Eckhart, Jacob Böhme, Tauler, Angelus Silesius usw. Doch seine praktische Magie führte ihn auf finstere Wege.

Es läßt sich also sagen, daß er, wie *Eliphas Levi*, eine helle und eine dunkle Seite hatte. Dies kann und darf nicht als Werturteil verstanden werden, denn wenn man ihn als Arzt und Naturwissenschaftler schätzt, wenn man ihn als Mystiker versteht und respektiert, so können nur wenige unserer

Zeitgenossen ihn als Führer und Eingeweihten auf dem Gebiete der Magie und der Alchimie verstehen und beurteilen, es sei denn, sie sind selbst Eingeweihte. Die Magie ist nicht das Gegenteil des Natürlichen, sondern seine notwendige Bedingung. Die Eroberung der Materie, der kosmologische Symbolismus, die Vorstellung einer lebendigen Welt führen zu dem Gedanken einer lebendigen Substanz, die eine entscheidende Rolle spielt, und die Vorstellung von der lebendigen Materie beherrscht die Arbeiten der Alchimisten und zerstört die Vorstellung vom menschlichen Dualismus der kartesianischen Philosophie. Das mystische Drama Gottes – Leiden, Tod und Auferstehung – wird auf die Materie projiziert, um sie zu transmutieren. Sie wird verstanden wie Gott in den Mysterien. Die mineralischen Substanzen leiden, sterben und werden zu einer neuen Seinsform wiedergeboren. Diese transzendentale Form verwandelt die Materie in Gold, Symbol der Unsterblichkeit, und diese Transmutation entspricht der Erlösung. Außerdem zeigen die von *Mircea Eliade* und *René Alleau*[8] – ersterer unter dem Gesichtspunkt der Religionsgeschichte, letzterer unter ›hermetischem‹ Gesichtspunkt – durchgeführten Studien der metallurgischen Riten das Überleben von uralten tellurischen Glaubensvorstellungen in der abendländischen Alchimie: den Mythos vom Göttlichen Feuer und von der Erdmutter.

Die medizinischen Eigenschaften des Steines der Weisen werden von den Alchimisten als ebenso bedeutsam angeschaut wie seine Eigenschaften der Transmutation. So ruft *Paracelsus* angesichts der Scharlatane aus: *»Hinweg mit all den falschen Schülern, die behaupten, daß diese göttliche Kunst nur das eine Ziel habe, Gold oder Silber herzustellen! Die Alchimie, die sie entehren und prostituieren, hat nur eines zum Ziel: die Quintessenz der Dinge zu extrahieren, Arkanen, Tinkturen und Elixiere zu bereiten, die in der Lage sind, dem*

8 ELIADE, op. cit.; René ALLEAU, *Aspects à l'alchimie traditionelle*, Minnit 1953.

Menschen die verlorene Gesundheit wiederzugeben.«[9] Oder *Arnaldus de Villanova* im Rosarium philosophorum: »Der Stein der Weisen heilt alle Krankheiten, entfernt das Gift aus dem Herzen, befeuchtet die Luftröhre, befreit die Bronchien und heilt die Geschwüre. Er heilt eine Krankheit, die einen Monat dauern würde, in einem Tag, eine langwierigere in einem Monat. Er gibt den Greisen die Jugend wieder. Er ist ein Jungbrunnen.«[10] Diese beiden Auszüge zeigen mit der charakteristischen Begeisterung, daß die Alchimie – in ihrer eigentlichen Suche (der Stein der Weisen) – eine Therapie betrifft, eine Medizin für Körper und Seele. Das ›Magisterium‹ oder das Große Werk ist übrigens eine Allianz von körperlicher und spiritueller Kraft. Die Verwandlung von Blei zu Gold ist, spirituell verstanden, nichts anderes als die Wiedererlangung der Adamschen Unschuld der menschlichen Natur.

In der gleichen Weise wie für die traditionelle chinesische Medizin müssen wir hier, wenn auch nur in knapper Form, das alchimistische Konzept der Welt darstellen. Die hermetische Sicht der Welt geht davon aus, daß das Universum – der Makrokosmos – und der Mensch – der Mikrokosmos – sich gegenseitig reflektieren. Die Welt (Objekt) reflektiert sich somit im Menschen (Subjekt). Unter allen Lebewesen ist es der Mensch, der als Vehikel des universellen Geistes und der göttlichen Essenz dient: Er kann als treues Abbild der gesamten Welt aufgefaßt werden. Die traditionelle Lehre von der reziproken Entsprechung des Kosmos und des menschlichen Daseins basiert auf der Existenz eines einzigartigen, allwissenden Geistes, der sich über dem, was man im allgemeinen Geist nennt, befindet. In einer der *Hermes Trismegistos* zugeschriebenen Schriften wird der Geist folgendermaßen beschrieben: *»Der Geist* (nous) *entspringt aus der göttlichen Substanz* (ousia), *sofern man überhaupt von*

9 PARACELSUS; Hervorhebung vom Verfasser.
10 Arnauld DE VILLENEUVE: *Rosarium philosophorum*, in: *Artis Auriferae*, 2 Bde. Basel 1593, Bd. II, XII.

einer Substanz Gottes sprechen kann. Nur Gott selbst kann die Natur dieser Substanz kennen. Der Geist ist also der göttlichen Substanz nicht fremd, sondern erstrahlt im Gegenteil von der Sonne aus. Es ist somit Gott selbst der Geist des Menschen…«[11]

Man darf sich allerdings durch den vordergründigen Wortsinn der verwandten Symbole nicht in die Irre leiten lassen: Das Strahlen des Geistes von der göttlichen Quelle aus bedeutet nicht ein ›Aufblitzen‹ oder eine ›materielle Ausdehnung‹. Wir können statt dessen auch lesen: »Die Seele *(psyché)* ist im Körper, wie der Geist *(nous)* in der Seele ist und das göttliche Wort *(logos)* im Geiste.« Oder andersherum können wir auch sagen: »Der Körper ist in der Seele, wie die Seele im Geist und der Geist im Wort. Gott ist also am Anfang aller Dinge.« Diese Lehre von der Einheit von Welt und Mensch ist eng mit der Theologie des Johannes verbunden, und man versteht daher, daß die christlichen Kreise des Mittelalters in den Abhandlungen des ›Corpus Hermeticus‹ wie in denen von *Platon* vorchristliche ›Samen‹ des logos wiedergefunden haben (zum Beispiel *Albertus Magnus*). Was das Licht des Geistes ausmacht, ist nicht der Körper, sondern die Seele, die fortbesteht, nachdem sie die fleischliche Hülle verlassen hat, selbst wenn dieses Leben als vom Fleische dominiert erschienen ist. Zum Beispiel bemerkt man im *Alchimistischen Kreis* von *Basilius Valentinus* in der Mitte das Gesicht eines Menschen, gefangen in einem Dreieck. Auf dem Kreis, zwischen den Strahlen der Planeten, sind die sieben Allegorien des alchimistischen Prozesses abgebildet, von links unten beginnend im Uhrzeigersinn nach rechts unten zur Auferstehung. Sieben Wörter geben das Vorgehen an: *›Visita-Interiora-Terrae-Rectificando-Invenies-Occultum-Lapidem‹* (Untersuche das Innere der Erde. Berichtigend wirst du den versteckten Stein finden). Die Anfangsbuchstaben ergeben das Wort VITRIOL. Das Symbol ermöglicht,

11 *Corpus Hermeticum.* Les Belles Lettres, Paris 1945. Der Begriff ›Ousia‹ ist hier nach scholastischem Brauch mit ›Substanz‹ übersetzt worden. In Wahrheit handelt es sich eher um die göttliche ›Essenz‹.

auf dem Niveau von Körper und Seele die ursprünglichen Bilder zu reproduzieren. Um diese Reflexion zu erfassen, hat die Imagination einen gewissen Vorteil vor dem abstrakten Denken: Sie ermöglicht eine vieldeutigere, weniger schematische Lesart, da sie sich auf die Entsprechung zwischen der körperlichen Domäne und dem spirituellen Feld stützt. »Das, was ganz unten ist, gleicht dem, was ganz oben ist«, versichert die ›*Smaragdinische Tafel*‹. In besonderer Weise bestimmt die Astrologie, das Zeichen im Horoskop, sowohl aufgrund ihrer elementaren Natur als auch aufgrund ihrer spezifischen Einflußfähigkeiten die fundamentale psychische Stimmung des Subjektes. Wir können im Augenblick schon sagen, daß die Vorstellung vom Menschen im alchimistischen Denken insofern unitarisch ist, als der menschliche Körper selbst an einer globalen, kosmogonischen Symbolik teilhat. Der menschliche Geist wendet sich also in mehr oder weniger perfekter Union mit dem Universalgeist von der alltäglichen Zerstückelung ab und vertieft sich in die integrale Einheit.

In der Darstellung und der Erklärung der astronomischen Welt offenbart sich am deutlichsten die der hermetischen Tradition treu bleibende Kosmologie mit ihrem Menschenbild. Der Himmel zeigt durch seinen instabilen Aspekt das Verfließen der Zeit; er bestimmt die Jahreszeiten, Tag und Nacht, entzündet und löscht das Licht, verbreitet Regen: Er ist der männliche, aktive Pol der Existenz. Die Erde, unter der Einwirkung des Himmels fruchtbar gemacht, erzeugt die Pflanzen und ernährt die Lebewesen. Sie ist der passive, weibliche Pol. Diese Unterschiede zwischen Himmel und Erde, der aktiven und der passiven Existenz, dienen als Modell und Beispiel für zahlreiche Antithesenpaare, wie die Doppelvorstellung der essentiellen Form *(eidos, forma)* und der Materie *(hyle, materia)* oder auch der Dualität Geist *(nous)* und Seele *(psyché)*. Darüber hinaus legt die kreisende Bewegung des Himmels eine unsichtbare, unbewegliche Achse nahe, die dem Geist entspricht und die im Laufe aller aufeinanderfolgender Stadien des Menschen und der Welt unveränderlich gegenwärtig bleibt. Gleichzeitig zeichnet die Sonne in ihrer Bahn ein planes Kreuz, welches die Azimute festlegt – Norden und Süden, Osten und Westen –, die die Eigenarten regeln, die alles Leben beherrschen: Kälte, Hitze, Trockenheit und Feuchtigkeit. Diese Ordnung wiederholt sich im Inneren des menschlichen Mikrokosmos. Die Bahn der Sonne, wie sie am Horizont erscheint, bildet von der Wintersonnenwende bis zur Sommersonnenwende stetig wachsende Kreise, die dann langsam wieder kleiner werden, bis der Jahreszyklus vollendet ist. Sie ähnelt darin einer Spirale, die sich entspannt und wieder spannt. Diesem Symbol begegnen wir in zahlreichen Emblemen, namentlich dem chinesischen Yang und Yin, das wir schon besprochen haben, aber auch im Hermesstab, um den herum sich zwei Schlangen winden wie um eine Achse, die die Erdachse symbolisiert. Die Opposition, die von den beiden Phasen der Sonnenbahn, der Aszendenzphase und der Deszendenzphase, wiedergegeben wird, steht in Beziehung zu der Opposition Himmel/Erde, die eine Opposition der Kräfte darstellt. Himmel und Erde sind oben und unten, die Sonnenwenden im Süden und im Norden. Zwischen ihnen besteht ein Verhältnis von Expansion und Konzentration. Diese Antithese findet sich im alchimistischen Werk zwischen Merkur (Quecksilber) und Schwefel wieder. Die Vorstellung, die wir hier nur ganz kurz umrissen haben, induziert zwei Symbolkategorien, »welche die Zeit – je nachdem, ob man den Akzent auf die Macht der unendlichen Wiederholung der zeitlichen Rhythmen und der zyklischen Beherrschung des ewigen Werdens oder, im Gegenteil, auf die genetische und fortschreitende Rolle des Werdens legt, jene Reifung, die diese Symbole biologisch nennt – die Lebewesen durch die dramatischen Wechselfälle der Evolution durchmachen läßt«.[12]

12 Gilbert DURAND: *Les Structures Anthropologiques de l'Imaginaire,* op. cit. S. 322.

Ungeachtet der Vielseitigkeit und Unterschiedlichkeit ihrer Werke, sind sich die Alchimisten aller Zeiten über die Prinzipien einig, auf denen ihre Kenntnisse basieren. In ihren Werken bekennen sich Zosimos, Eusebius von Synesius, Avicenna Geber (der unter dem Namen Sylvester II. Papst gewesen ist), Morienus, Artefius, Albert der Große, Bernardus Trévisanius, Basilius Valentinus, Alain de Lille, Arnaldus de Villanova, Nicolas Flamel, Dionysius Zacharius, Raimundus Lullius, Roger Bacon, Paracelsus, Eirenaeus Philalethes, der Kosmopolit und andere – denn wir haben hier nur die Berühmtesten aufgezählt – ausnahmslos zu der gleichen grundlegenden Theorie und der gleichen Praxis der Kunst: Die hermetische Chemie ist die Kunst, mit der Natur zu arbeiten, um die Zusammensetzungen zu perfektionieren. Zu diesem Zweck muß man die Natur so genau wie möglich imitieren. Ihr erstes Prinzip ist klar: Gott, unendliche Einheit, unbedingter Vektor von allem. Durch die Schöpfung entwickelte er sich durch eine manifeste Expansion seiner selbst und ließ die Welt materiell werden *(Pernety)*. Dieser Geist Gottes, der über die gesamte Masse verteilt ist, jeden ihrer Teile belebt, jedem Individuum je nach Art und Gattung die Bewegung mitteilt, ist die Seele der Welt. Die Lichtfaktoren leiten sich von ihr ab. Zu diesem ersten ist ein zweites, verkörpertes Prinzip hinzuzufügen: die Natur. Das Auge Gottes ist die Natur selbst. Die Gesetze, die der Natur und ihrer Erhaltung dienen, sind Ursache für alles, was sich im Universum tut. Die Ordnung, die in der Natur herrscht, ist nur die weiterentwickelte Folge der ewigen Gesetze.[13] Der universale göttliche Geist ist das aktive, formale Prinzip, die Natur das passive, materielle. Die Natur verwandte von Anfang an nur zwei einfache Prinzipien, nach denen alles Existierende geformt wurde: das passive Grundmaterial und den Lichtfaktor, der ihm die Form mitteilte. Die Elemente entstanden aus ihren Reaktionen als Sekundärprinzipien. Es sind die Erde, das Wasser,

13 Antoine-Joseph PERNETY: *Les Fables Egyptiennes et Grecques*, 2 Bde. Paris 1758, Bd. 1.

nen als Sekundärprinzipien. Es sind die Erde, das Wasser, die Luft und das Feuer.[14] Drei materielle Elemente resultieren aus diesen vier: Schwefel, Salz und Merkur (Quecksilber). Schwefel ist das männliche Element, Merkur das weibliche.

In dem ersten Buch seiner *Douze Clefs de Philosophie* formuliert *Basilius Valentinus* seine Lehre folgendermaßen: »Die Elemente Wasser, Luft und Erde, welche mit Hilfe des kontinuierlich angewandten Feuers regeln und regieren, bis sie eine Seele hervorgebracht haben, die eine Zwischennatur zwischen den beiden besitzt, einen unverständlichen Geist und einen sichtbaren und faßbaren Körper. Wenn die drei Prinzipien in einer wahren Union vereint sind, sind sie über eine kontinuierliche Zeit und unter der rechten Anwendung des Feuers eine sensible Substanz, das heißt die Merkurische, die Salzige und die Schwefelige, die Hermes und alle anderen vor mir, der ich nichts darüber hinaus vermag, von Anbeginn des Magisteriums die Drei Prinzipien genannt, welche man proportioniert eingibt und nach den verschiedenen Operationen der Natur und der Disposition der Saat koaguliert, wie Gott es bestimmt hat.«[15]

Im Bereich der symbolischen Geographie des Menschen hat Basilius *Valentinus* den Schwefel mit der Seele verglichen, während Merkur dem Geist entspricht, aber auch der Impulsion der Substanz, die die Seele mit dem Körper und der physikalischen Welt zu einem Ganzen verbindet. Seine symbolische Darstellung ist übrigens sehr reichhaltig. Es ist das alchimistische *›solve et coagula‹*, denn es spielt eine entscheidende Rolle im spirituellen Feuer. Quecksilber (Merkur) trägt den ›Keim der Sonne‹ in sich, wie das Urmeer die *›materia prima‹* – das die Hindu im Samkya-Yoga auch *Prakitri* nennen –, das auch das goldene Ei der Welt enthalten

14 Vgl. *Le Cosmopolite ou Nouvelle lumière de la Physique Naturelle*, Den Haag 1639.

15 Zitiert nach *Rosa Alchemica*, Nr. 1. VIII., ed. Lucien Bodin, Paris, Januar 1903, S. 13–14.

soll. Merkur steht daher auch für das Mutterblut (*›menstrurem‹*). Denn wenn man es nicht ausfließen und gerinnen ließe, wäre es Nahrung für den Keim im alchimistischen Salz, dem *›athanor‹*. Im physiologischen Bereich findet man Merkur im Blut und im Sperma. Nach dem chinesischen Meister *Ko Ch'Ang Kêng*, der die Alchimie mit dem Dhjâna-Buddhismus vereint hat, kann man die Wirkung von Merkur auf dreierlei Weisen auffassen.

Nach der ersten wäre Merkur das Herz, das durch Meditation *(Dhjâna)* flüssig und durch den Funken des Geistes glühend geworden ist, während das Blei – es geht um die Transmutation – dem Körper entspräche. Nach der zweiten wäre Merkur die Seele und das Blei der Atem. Und nach der dritten befände sich Merkur im Blut, Blei im Sperma. In allen drei Versionen spielt Merkur die Rolle des befreienden, belebenden Elements. Die hinduistischen Alchimisten nennen Merkur den ›Samen von Shiva‹ (Shiva ist der Gott aller Transformationen).[16]

Der Schwefel ist das Schöpferelement. In gewissem Sinne verkörpert der ›versteinerte‹ Schwefel den Verstand. Er präsentiert zwei – scheinbar widersprüchliche – Aspekte als schöpferisches Urelement: Zunächst verursacht er die Verfestigung der Materie, aber dabei erscheint er gleichzeitig als Hindernis für die Purifikation: erst wenn die Materie vollständig von seiner Versteinerung befreit ist, kann der Schwefel seiner schöpferischen Kraft freien Lauf lassen. Im menschlichen Bereich repräsentiert das Salz nicht nur den äußeren und sichtbaren Aspekt des Körpers, sondern auch die spirituelle Gestalt des Menschen.

Während der Schwefel der Träger der Kalzination ist, ist Merkur derjenige der Sublimation, und das Salz, das in den Ascheresten bleibt, dient dazu, den flüchtigen ›Geist‹ zu binden.

16 Vgl. Mircea ELIADE: *Schmiede und Alchimisten*, Kapitel über die chinesische Alchimie, Stuttgart 1961.

Die alchimistische Symbolik verlangte eine eigene, eingehende Studie. Der enge Rahmen dieser Arbeit erlaubt nur das Aufzeigen der wichtigsten Figuren, deren Kenntnis sowohl das Verstehen der alten Werke als auch der Philosophie vom Menschen der Alchimisten ermöglicht. Die Alchimisten neigten ihrerseits selbst dazu, Sammlungen ihrer Symbole anzulegen (vgl. *Pernety, Dictionnaire Mytho-Hermétique*). Der Löwe, dem man in alchimistischen Abhandlungen ziemlich oft begegnet, bezeichnet die männliche oder Sonnenmaterie, den festen Schwefel, der bei der Bildung der geistigen Macht eine Rolle spielt, um das angeregte Quecksilber, also Merkur, zu konstituieren. Vor der Herstellung von Merkur war es der Grüne Löwe, nach der Zubereitung der Rote Löwe, aus dem man den Stein oder das Elixier machte. Der Terminus Löwe ohne Adjektiv bezeichnet den Schwefel der Weisen oder das Gold. Der Adler symbolisiert das Flüchtige: Merkur nach der Sublimation. Der Adler verschlingt die anderen Vögel, wie Merkur der Weisen Körper und Gold zerstört oder auf ihren Grundstoff reduziert.

Der Stier ist die Hieroglyphe für den Grundstoff des Großen Werks. Der Mann ist Emblem des Festen, die Frau des Flüchtigen. Die für das Werk bestimmten Schwefel und Merkur hatten oft das Symbol von Mann und Frau, König und Königin, Sonne und Mond. Zwei Drachen, einer geflügelt, der andere nicht, bezeichneten ebenfalls das Feste und das Flüchtige.

Es gibt verschiedene Varianten des Drachen (mit drei Mäulern, tot, seinen Schwanz verschlingend), die bestimmte Operationen des Magisteriums bezeichneten. Ein Mondbaum, das heißt ein Baum, dessen Früchte Monde sind (der Mond steht für Silber), war das Bild für das Kleine Werk, ein Sonnenbaum, der Sonnenfrüchte trägt (Sonne stand für Gold), das Bild für das Große Werk. In den alchimistischen Abhandlungen findet man Fabeln, Legenden und ausführliche Mythen, die sich mit der Beschreibung spagyrischer Operationen auseinandersetzen, indem sie die Geschichte von Personen erzählen, die die Prinzipien der Wissenschaft verkörpern und die in einem ausschließlich symbolischen Milieu handeln.[17]

* * *

Einige Mediziner haben sich für die Menschendarstellung in der hermetischen Lehre interessiert.[18] Wir begnügen uns hier damit, ihre Ansichten in bezug auf die Physiologie des menschlichen Körpers zusammenzufassen. Die hermetische Medizin kennt drei große Abschnitte der menschlichen Anatomie: Bauch, Brust und Kopf. Diese Dreiheit finden wir in allen hermetischen Klassifikationen. In jedem dieser Körperteile befinden sich je ein Organ der drei Lebensweisen des Menschen: im Leib die Organe der Ernährung, im Thorax die Organe des Kreislaufs und im Kopf die Nervenorgane. *Malfati* schließt aufgrund seiner embryologischen Studien darauf, daß jedes dieser drei Segmente ein richtiges Ei mit Embryo und Plazenta sei. Somit ist der Magen der Embryo des Unterleibs-Eies, seine Plazentas sind die Leber und die Milz, sein Kreislaufsystem umfaßt die Lymphgefäße. Der Embryo des Thorax-Eies ist das Herz, seine Plazentas sind die Lungen und die Nieren, sein Kreislaufsystem

17 Unter den wichtigsten alchimistischen Abhandlungen seien hier nur einige genannt: *Arnaldus de Villanova*, Op. cit. und ders. Opera omnia (1504); Obres catalanes, hg. v. M. Battlori u. J. Carreras, 2 Bde. 1947. *Raimundus Lullus*, Das Buch vom Liebenden und Geliebten, übers. v. L. Klaiber, in: Wissenschaft und Weisheit, 5 (1938) und ders., Opuscula, Neudruck der Ausgabe Palma 1744–46, mit Einleit. v. E. W. Platzeck (1970). *Romanus Morienus*, Artis auriferae, Bd. 2, Sermo de transmutatione metallorum, Basel 1593. *Artephius*, Clavis sapientiae, das ist: ein edles und köstliches Büchlein vom Stein der Weisen, welcher genannt wird: der Schlüssel der größeren Weisheit, Leipzig/Hof 1736/1748. *Dionysius Zacharius*, Theatrum chemicum, Bd. 1, Opusculum philosophiae naturalis metallorum, Ursel 1602. *Basilius Valentinus*, Chymische Schriften all, Hamburg 1700. *Jacob Böhme*, Sämtliche Schriften, Faks.-Neudruck d. Ausgabe v. 1730 in 11 Bden. Neu hrsg. von Will-Erich Peuckert, Bd. 6: De signatura rerum oder von der Geburt und Bezeichnung aller Wesen (1622), Stuttgart 1956–60.

18 Insbesondere Malfati de MONTOREGGIO, *La Mathèse*; Dr. Adrien PELADAN, *Anatomie Homologique*; und in jüngerer Zeit Dr. Jacques MICHAUD, *Pour une médecine différente*, ed. Denoël, 1971.

umfaßt Arterien und Venen. Das Gehirn ist der Embryo des Schädel-Eies, Augen und Ohren sind seine Plazentas, die sensitiven und motorischen Nervenbahnen ermöglichen den Kreislauf der Nervenkräfte. Im Gehirn befindet sich *Bramma* oder die mentale Kraft, deren Kugelschema schon durch die Form des Schädelknochens vorgegeben ist; *Vishnu*, der Schöpfer, residiert im Herzen als lebendiges Ellipsoid, welches die beiden Bewegungen der Systole und Diastole beschreiben,[19] und SHIVA, der Zerstörer, entspricht der Funktion von Verdauung und Fermentation. Dies als Beispiel für eine Analogie in der traditionellen indischen Religion.

Jeder dieser drei physiologischen Bereiche besitzt ein Gliederpaar: Beine, Arme und Kiefer. Außerdem stehen die drei inneren Organkomplexe mit der äußeren Welt über ›Fenster‹ in Kontakt, die sich im Gesicht befinden, der Fassade des architektonischen Gebäudes des menschlichen Körpers. Der Mund ist die natürliche Öffnung der Kanäle, die zum Unterleib-Ei führen und durch Kauen und Schlucken den Nährstoffen den Zugang ermöglichen, die mit Hilfe des Verdauungsfeuers zubereitet werden. Die Nase führt den Lungen die zur Auffrischung des Blutes nötigen Nährstoffe zu; Augen und Ohren ernähren das Gehirn mit Formen und Lauten, mit Licht und Harmonie. Auf diese Weise kann man unterstellen, *daß sich die Zeichen für den Zustand eines Individuums im Gesicht ablesen lassen, da sie Rückschlüsse auf die inneren Organe ermöglichen.* Beispielsweise lassen sich Erkrankungen der Verdauungsorgane an der Färbung der Lippen und der Form der Mundwinkel ablesen, Krankheiten des Brustkorbs und der Lungen können am Zustand der

19 Während einer Konferenz im *Centre de Recherche* zum Thema des ›Imaginaire‹ in Chambery 1980 hat der Mathematiker Jean-Pierre DUPORT eine Analogie zwischen den Kurvenaufzeichnungen des cardiovaskulären Rhythmus und den traditionellen Darstellungen des Herzens auf Spielkarten aufgezeigt. Vgl. René THOM, *Les Racines Biologiques du Symbolisme*, in: *La Galaxie de l'Imaginaire. Dérive autour de l'œuvre de Gilbert DURAND*, Ed. Berg International, Paris 1980, S. 249–256.

Nasenlöcher aufgedeckt werden, und Krankheiten der Hirnsubstanz schlagen sich in Flecken an den Ohren nieder; psychische Störungen, mentale Entfremdung verändern den Blick selbst. Das Auge, das wir weiter unten noch eingehender behandeln werden, erlaubt als das komplexeste Organ des menschlichen Körpers mit seiner perfekten Symmetrie Rückschlüsse von Flecken auf der Iris auf vergangene oder gegenwärtige Verletzungen an irgendeinem Punkt des Körpers. Auch die Hände können beachtliche Indikationen liefern. Man weiß, daß sich die Phthisis (Lungentuberkulose) in Veränderungen der Haut der Hände manifestiert und daß Störungen der Atmung und des Kreislaufs an den Fingernägeln erkannt werden können. In der hermetischen Lehre ist nicht nur die Entsprechung der Organfunktionen ablesbar, sondern auch die psychischen Zustände und Eigenschaften, die sich in der äußeren Gestalt und den Körperbewegungen niederschlagen. Zwischen allen physiologischen Funktionen bestehen Entsprechungen, und diese Entsprechungen sind an bestimmten Körperteilen sichtbar. Diese Komplementarität der Funktionen und die Abhängigkeit zwischen dem Körperinneren und der äußeren Erscheinung widersprechen radikal jeglicher klassischen Vorstellung vom Körper in der rationalen Medizin des Abendlandes. Erst in jüngster Zeit sind diese Phänomene als solche erkannt und untersucht worden.

Das Studium des Unterleibs ist im Hinblick auf die Symbolik der hermetischen Philosophie ziemlich interessant. Der Unterleib dient dazu, die materiellen Substanzen aus den drei Bereichen der niederen Natur[20] in menschliche Substanz zu verwandeln. Die Dreiheit findet sich als dreifache Hülle des Unterleibs wieder und entspricht der Dreiheit eines jeden Eies und sogar mancher Früchte wie z. B. der Nuß. Die Embryologie zeigt, daß Endodermis und Ektodermis sich immer zuerst entwickeln und die Mesodermis oder das

20 Die drei Bereiche der niederen Natur sind der tierische, der pflanzliche und der minerale.

Keimblatt als Ergebnis der kombinierten Aktion der beiden Extreme erscheint. Dieses dreifaltige Gesetz findet sich überall in der Natur. Ein Zodiak, eine Sonne und ihre Planeten bilden die Konstitution einer Welt. Die Keplerschen Gesetze besagen, daß jeder Planet eine elliptische Bahn im Raum beschreibt, in der die sichtbare weiße Sonne den einen Brennpunkt, eine unsichtbare astrale Sonne, die die Brahmanen symbolisch als schwarze Sonne bezeichnen, den anderen Brennpunkt besetzt. Somit repräsentiert das Unterleibs-Ei einen Zodiak mit der Leber als der weißen und der Milz als der schwarzen Sonne sowie den übrigen Organen als Planeten. Auf therapeutischem Niveau sind die verschiedenen Fastenzeiten und Zeiten der Enthaltsamkeit, die die Religionen ihren Gläubigen auferlegen, erstaunlich aufschlußreich. Bei genauer Betrachtung der Vorschriften wird deutlich, daß die Zeiten, für die Enthaltsamkeit befohlen wird, mit jenen Perioden zusammenfallen, nach denen sich das, was man die großen astralen Strömungen nennen kann, orientiert. Die Abstinenzen sind in Wirklichkeit solstiziale und equinoxale Funktionen. Wie in der traditionellen chinesischen Medizin betont das hermetische Denken, daß, wenn man sein Gleichgewicht bewahren will – welches für die Gesundheit von Körper und Geist unabdingbar ist –, es bestimmte Situationen im Leben des Menschen gibt, die es erforderlich machen, daß man sich für die Einflüsse seiner Umwelt öffnet.

Die Thoraxfunktionen werden oft mit psychologischen Beobachtungen über die Gefühle untermauert. Der Thorax ist Mittler zwischen dem Menschen und der Atmosphäre und dynamisiert die flüssigen Elemente des Organismus. Das Blut liefert dem Körper die Kraft (über die Atmung) und die Materie in Form von Eiweiß. Jede Zelle ist wie ein in die Strahlen einer roten Sonne getauchter Planet, aus denen sie sich stärkt. Selbst wenn wir uns frei zu bewegen scheinen, sind wir in Wahrheit über die Brust an die Atmosphäre gebunden wie der Fötus über die Nabelschnur an die Mutter. Die psychischen Emotionen sind in den drei

Zentren des Lebewesens lokalisiert: Angst beispielsweise verursacht einen Schock in den Eingeweiden; affektive Beunruhigung oder Freude geht aufs Herz. *Claude Bernard* zeigt dies später in seinen Arbeiten. Ansonsten ist die volkstümliche Kultur reich an Sprichworten und Metaphern, die auf eine ›empirische‹ Kenntnis dieser Zusammenhänge schließen läßt. Das Gehirn ist nur ein Reflektor. Daher kennt die alchimistische Doktrin eine Ausbildung über das Gehirn und eine andere über das Herz: erstere ist langwierig und aristokratisch, letztere lebendig und universell. Die Fähigkeiten des Herzens sind im wesentlichen feminin, denn Intuition und Vorahnungen sind bei der Frau wesentlich häufiger als beim Mann. Es ist die Ernährung des Herzzentrums, die bei einer rein intellektuellen Kultur verkümmert. Die Sprache des Herzens ist lebendig und aktiv. *Françoise Bonnardel* zeigt dies in vorzüglicher Weise, indem sie nachweist, daß die Suche nach dem Stein der Weisen über den ›*Chemin d'Amour du Gay Sçavoir*‹ die Suche nach dem Reichtum ist, die im Herzen eines jeden von uns verborgen ist.[21]

Die treibende Kraft des Lebens des Herzens und des alchimistischen Traumes ist die Liebe. Absolut gesprochen ist die Liebe die Anziehungskraft zwischen Gegensätzen: zwischen einem positiven und einem negativen Pol, zwischen Säure und Lauge. Diese Anziehungskraft, die die Alten das Christus-Prinzip nannten, ist nichts anderes als das Produkt des Christus – ersteres entsteht in der Seele des Menschen durch die Aktion des letzteren. Die Hellsichtigkeit, auch die magische, kommt vom Herzen. Warum haben die Alten dem Herzen solche Aufmerksamkeit gewidmet? Das Gehirn ist ein Spiegel. Es reflektiert außerordentlich hohe Fähigkeiten. Das Kardialzentrum steht mit der unsichtbaren Natur in Beziehung, der Plexus Sympathikus mit der sichtbaren Natur. Das Gehirn ist der Reflektor dieser beiden Arten von Empfindungen. In bezug auf die menschliche

21 Am 30. April 1979 wurde von ›FRANCE CULTURE‹ eine faszinierende Sendung von Gilbert DURAND und Françoise BONNARDEL mit dem Titel ›*Le Parcours Alchimique*‹ ausgestrahlt.

Entwicklung wissen wir, daß das ›Mittlere‹ niemals vor den beiden ›Extremen‹ entsteht. Die Embryologie hat dies für den physischen Organismus nachgewiesen. Der kardiale Teil entsteht aus der Reaktion des Solarplexus, des Erleuchters des Körpers, mit dem Zerebral- oder Lunarplexus. Diese feinfühlige Beachtung der physiologischen Unterscheidungsmerkmale, der wir in den allgemeinen Grundzügen der alchimistischen Medizin begegnen, erstreckt sich über die Gesamtheit der menschlichen Rassen. Jede besitzt ihren eigenen Evolutionszyklus. In diesem Zusammenhang entsteht die Trennung zwischen dem Astralleib und dem spirituellen Leib. Die erste Offenbarung, die die Evolution der gelben Rasse ausgelöst hat, war eine Physiogonie, eine sensorielle Erleuchtung. Diese hat dann eine ›objektive‹, intellektuelle Offenbarung hervorgerufen, die in den Veden niedergeschrieben worden ist: danach entwickelte sich der Animismus mit dem Buddha. Entsprechend ist in der Entwicklung der weißen (europäischen) Rasse die erste Epoche die der Patriarchen, wo der Himmel auf Mensch und Natur einwirkt; darauf folgt die intellektuelle Reaktion durch Moses. Die dritte Phase ist die christliche, kardiale Offenbarung. Die intellektuellen Fähigkeiten sind Gewänder, doch das schöpferische, lebendige Zentrum bleibt das Herz. Kurz, der Mensch wird als eine Fabrik von Nervenkraft verstanden, und diese Kraft kann im Organismus verbleiben oder daraus entweichen. Diese Ausflüge sind außergewöhnlich, außerhalb des Normalen, und verursachen alle möglichen Arten extrasensorieller psychischer Phänomene. Diese Behauptung wird später von dem berühmten Professor *Mesmer* wieder aufgegriffen: eine Universalkraft dringt unablässig von rechts in den Menschen ein, zirkuliert im Organismus und verläßt ihn links.

* * *

Wie auch diese letzten Überlegungen zeigen, ist die Alchimie nicht nur die Ahnin der Chemie, denn sie bietet sich an, die Bilder der realen Welt mit den Gestalten der Innerlichkeit zu verbinden, eine Spiritualisierung des materiellen Universums zu erreichen. Somit gibt diese Erforschung des Intimsten des nach den Sternen Suchenden, die vielleicht einen *›Orient de Vie‹ (Rimbaud)*[22] kennzeichnet, der Schöpfung einen Sinn, indem sie dem Menschen seine Urwürde zurückgibt. Dem Alchimisten geht es darum, den Riß in der Welt zu flicken, den Geist durch die Materie und die Materie durch den Geist zu befreien, im Sinne der Worte von *Schelling*[23]: »Die Materie ist schlafender Geist.« In der Symbolik der Alchimie verflüchtigt sich die Unterscheidung zwischen Subjekt und Objekt, um durch geduldige Arbeit an sich selbst und an der Materie diesen *›point sublime‹*, von dem auch der Dichter *André Breton*[24] spricht, wiederzufinden, wo oben und unten, Leben und Tod, Subjekt und Objekt aufhören, als widersprüchlich wahrgenommen zu werden. Dieser Punkt extremer Einzigartigkeit, wo etwas von dem großen Rhythmus der Welt auf die gleiche Ebene kommt, dieses ›jungfräuliche Land‹ in einem selbst, das *Paracelsus* ›den Rand der großen und der kleinen Welt‹ nennt, diese Welt des Imaginalen, die *Henry Corbin* zu Recht als den Ort schöpferischer Imagination definiert, entspricht durchaus diesem Mediator, diesem ›Zwischenstück‹, wo der Geist sich inkarniert und die Materie sich vergeistigt, zwischen der fühlbaren und der spirituellen Welt, zwischen dem Sinn und dem Intellekt[25]. Dieser Wille, sich den Menschen im Kosmos zu denken und den Kosmos selbst als eine Gesamtheit zu sehen, wo jedes Element an der Gesamtheit teilhat und auf die Gesamtheit wirkt, ist er nicht die erste Reflexion über das Ökosystem und die Ökologie? Man denke daran, daß *Paracelsus* lehrte, seine Medizin beruhe auf »dem Wort, den Pflanzen und den Steinen«.

22 ›Lebensmorgen‹. (Anm. d. Übers.)

23 F. W. SCHELLING: *System des transzendentalen Idealismus.* HH 1957, S. 120.

24 André BRETON: *Zweites surrealistisches Manifest,* aus: *Die Manifeste des Surrealismus.* Reinbek 1968, S. 55.

25 Vgl. Henry CORBIN: *Le Livre du Glorieux de JABIR ibn Hayyân, Alchimie et Archétypes.* Eranos-Jahrbuch, XVIII, Zürich 1950, S. 47–114.

Die Signaturen der Iris: Irisdiagnostik und Iridologie

Nach *Goethe* kann man über das Sehen – das gleichzeitig eine Art zu denken ist – das ganze kosmische Leben als eine Einheit, die die Welt formt, wahrnehmen und erkennen. Das über das Sehen erworbene Wissen entspricht nach ihm der organischen Seite des Denkens – worin er mit seiner Meinung nicht allzu weit von der gesamten kartesianischen Lehre steht, die das Sehen als die edelste organische Fähigkeit betrachtet. Aufgrund ganz anderer Interessen hat *Martin Heidegger* häufig wiederholt, daß die abendländische Metaphysik seit *Sokrates* im wesentlichen mit einer Philosophie des ›Sehens‹ verbunden sei. *Goethe* schreibt sogar: *»Das Auge ist das erhabenste Ergebnis des Lichts in unserem körperlichen Sein. Das Auge, Geschöpf des Lichts, leistet alles, was das Licht zu leisten vermag…*

Im Auge selbst spiegelt sich die Außenwelt, der Makrokosmos, die Innenwelt des Menschen als Mikrokosmos. Es ist das Auge selbst, das in einer Ganzheit die Außen- und Innenwelt vereinigt.«[1]

Nach *Nicolaus Cusanus*, wie auch nach *Paracelsus* und *Goethe*, ist das Auge eine mikroskopische Kopie des solaren Makrokosmos. So will es auch ein altes mystisches Gesetz der Entsprechungen, was der Mendelismus in gewisser Weise ebenfalls nachgewiesen hat. Denn wenn das Auge nicht einen solaren Charakter hätte, wie könnten wir dann Licht wahrnehmen?

1 GOETHE: *Beiträge zur Optik,* aus: Tages- und Jahreshefte, 1817.

Die Irisdiagnostik ist eine sehr alte Wissenschaft. Man findet ihre Spuren schon dreitausend Jahre v. Chr. *Pepi-Ankh-Or-Iri* (er gab den Namen), Astrologe und bewandert auf vielen Gebieten, verfügte in diesem Feld über eine medizinische Therapeutik, die wesentlich weiter reichte als die unsere. Doch wenn man dem schwedischen Pastor *Liljequiest* glaubt, der um die Mitte des vorigen Jahrhunderts ihr Pionier wurde, so war diese Praktik weitgehend in Vergessenheit geraten, bis der junge *Ignaz von Péczely* das zugrundeliegende Prinzip in einem dramatischen Kampf mit einer Eule wiederentdeckte. Er hatte eine Eule in einem Wald überrascht und hatte sie gepackt. Doch die Eule wehrte sich und schlug ihm ihre Krallen so vehement in die Hand, daß er gezwungen war, ihr den Fuß zu brechen, damit sie losließe. Im gleichen Augenblick, als der Fuß brach, sah *Péczely* in den weit aufgerissenen Augen der Eule eine schwarze Linie in der Iris entstehen. Durch Zufall auf diese Bahn gebracht, widmete sich *Péczely* leidenschaftlich der Erforschung des Phänomens und entwarf die Grundlagen einer Entsprechungstabelle zwischen den organischen Störungen und ihren Zeichen auf der Iris. Lange vor *Péczely* hatte *Khi Pa*, der Arzt des Gelben Kaisers, versichert, daß man die Augen untersuchen müsse, *»da sie der Widerschein der Energie der fünf Organe sind. Wenn sie ein anomales Leuchten haben und der Kranke eine anomal veränderte Stimme, so ist das ein schlechtes Zeichen.«*

Der Homöopath *Liljequiest,* der sich zu einem seltsamen, mit rassistischer Vorliebe für die skandinavischen blauen Augen eingefärbten Mystizismus bekannte, maß den Farben der Iris eine übermäßige Bedeutung bei. Jede andere Farbe, die das ideale Blau verfälschte, war seiner Meinung nach die Folge einer Vergiftung. Zum Beispiel manifestiert sich eine Vergiftung durch arsenhaltige Medikamente mit weißen Flecken auf der Iris, Quecksilber verursacht einen metallisch grauen Rand, Chinin hellgelbe, Jod rötliche Flecken; Eisen bewirkt eine violettbraune Färbung. Schwefel gelbgrüne

Flecken, Antipyrin läßt blaßgelbe Spuren, Kochs Tuberkulin eine Verdunkelung und so fort. Es ist überflüssig, darauf hinzuweisen, daß unsere modernen Irise, die ihres ursprünglichen reinen Azurblaus verlustig gegangen und beladen mit den Stigmata der industriell erzeugten Produkte der Pharmaindustrie sind, eine niederschmetternde Anklage gegen die Allopathie und die Pharmakopöen darstellen.

Die akademische Medizin, die sich gern der Ophthalmoskopie, d. h. der Diagnose über die Untersuchung der Retina, bedient, hat die Irisdioskopie, wenn sie sie nicht einfach als die Schwester der Chiromantie abtut, nur deshalb nicht offiziell anerkannt, weil es der Wissenschaft noch nicht gelungen ist, eine Erklärung für den Mechanismus der Verbindung zwischen der Iris und dem übrigen Körper zu erstellen. Was für die Retina, eine Art sensiblen Teppichs, der über den Sehnerv mit dem übrigen System kommuniziert, gilt, soll nicht für die Iris, die man lange Zeit nur als einfaches Diaphragma, eine durchlässige Trennwand im dioptrischen Apparat angesehen hat, gelten. Man ist auf die unterschiedlichsten Hypothesen angewiesen. Eine von ihnen nimmt an, daß man neben dem Nervensystem die Existenz eines Kreislaufs statischer Elektrizität postulieren müsse, die in der Weise wie ein physiologischer Telegraf dem Empfänger der Iris die neuen Ereignisse in den Organen mitteilt. Wie dem auch sei, das erstaunliche Vermögen der Iris hat in den Entdeckungen der Ophthalmologie seinen Beweis noch nicht gefunden. Dennoch bleibt es eine Tatsache, daß dieser Warnbildschirm, auf dem Poeten und Künstler die Qual dessen, was wir Seele nennen, haben ablesen können, ebenfalls die Belastungen und Unfälle des Körpers abbildet, wobei das eine wie das andere nichts als zwei untrennbare Aspekte des einzelnen Menschen sind.

Das Auge nimmt oft einen besonderen Platz in der Gesamtheit der Mythen und Religionen ein. Um sie nicht alle aufzuführen und nicht ein weiteres Mal vom ›Auge des Gewissens‹ zu reden, das den Himmel durchbohrt, um Kain, den Brudermörder, in seinem Wüten zu verfolgen, erwähnen wir hier illustrationshalber das symbolische *oudjat*-Auge der religiösen Mythologie des alten Ägypten, um so mehr, als das *oudjat*-Auge ausgezeichnet in unseren Zusammenhang paßt, da es den durch das heilende (also therapeutische) Eingreifen eines mit Heilkräften ausgestatteten Gottes gesundeten Körper repräsentiert.

Das *oudjat*-Auge, das heißt das gesunde Auge, ist ein neben anderen um den Hals des Pharaos Tut-Ench-Amon gefundener Anhänger. Es wird von der Geiergöttin *Nekhbet* und der Schlangengöttin *Oujit*, den Symbolen des Oberen und Unteren Ägypten, flankiert. Das Amulett in Form des *oudjat*-Auges ist ziemlich verbreitet und scheint zu allen Epochen in allgemeinem Gebrauch gewesen zu sein. Die Ägypter trugen es, um sich ein gesundes Augenlicht, Kraft, Sicherheit, Gesundheit und Schutz vor dem bösen Blick zu sichern.

Die alten Ägypter glaubten an die Existenz zweier Brüder, Osiris und Seth, und zweier Schwestern, Isis und Nephtys. Osiris heiratete Isis, hatte mit ihr einen Sohn, Horus, und wurde König von Ägypten. Seth heiratete Nephtys. Eifersüchtig auf seinen Bruder, gelang es Seth, Osiris in einen Sarkophag zu sperren und in den Nil zu werfen. Als Isis von dem Schicksal ihres Mannes erfuhr, machte sie sich auf die Suche nach dem Sarkophag, fand ihn und verbarg ihn in einem Papyrushain, wo Seth gewöhnlich zur Jagd ging. Dann ging sie ihren Sohn Horus holen. Als sie zurückkehrte, mußte sie feststellen, daß Seth den Leichnam gefunden, zerstückelt und in alle Winde verteilt hatte, um Isis daran zu hindern, die Stücke wieder zusammenzufügen und ihren Mann mit Hilfe gewisser Zauber wieder zum Leben zu erwecken. Hier schaltet sich Thot, der Gott der Wissenschaften, ein und hilft Isis, die Leichenteile von Osiris wiederzufinden und ihn zum Leben zu erwecken. Er wird daraufhin der Gott der Toten in der anderen Welt. Horus zog in den Krieg gegen Seth, um den Mord seines Vaters zu rächen, doch der Sieg kostete ihn ein Auge. Thot schaltet sich ein zweites Mal ein, setzt die verschiedenen Stücke des Auges wieder zusammen, und es gelingt ihm mit magischer Kraft, es wiederherzustellen. Dieses Auge ist das Symbol des gesundeten Auges geworden. In diesem Mythos werden den verschiedenen Teilen des Auges mathematische Werte zugeschrieben, und jeder bildet einen Bruchteil der Gesamtheit des *oudjat*-Auges. Die Summe dieser Fraktionen ergibt 63/64. Man nimmt also an, daß das fehlende 1/64 von der Magie des Gottes Thot hinzugegeben wurde.

Wir wollen nun in einem kurzen Abriß die Geschichte der Irisdiagnostik und der Iridologie betrachten.

Auf tausendjährigen Gedenksteinen, die in Zentralasien entdeckt worden sind, finden sich Ideogramme, die die Iris darstellen. Die ältesten bekannten Quellen, die die Irisdiagnostik betreffen, reichen in das Jahr 3000 v. Chr. zurück. Schon damals kannten die Bewohner von Chaldäa das ›Ablesen von Krankheiten im Auge‹. In seinem Buch *›Augendiagnose und Okkultismus‹* erwähnt *Salzer* die Eingebungen der ersten Astrologen. Er zitiert ein Kapitel aus einem astrologischen Buch von *Libra, ›Der Zodiak des Auges‹:* »Im Auge reflektiert sich alles, was im Kosmos geschieht. Diese Reflexion betrifft den ganzen Körper, doch die Iris eignet sich am besten für die Wahrnehmung.«[2]

Es geht natürlich nicht darum, diese Interpretation der Iridologie mit der heute gängigen in Verbindung zu bringen. Dennoch bestehen Übereinstimmungen: Nach *Libra* gibt es Phänomene auf der Iris, die nicht, wie man annehmen könnte, die Folgen organischer Störungen, sondern Parallelerscheinungen dazu sind. In beiden Fällen müssen sie von kosmischen Ereignissen verursacht worden sein. Die Parallelität dieser Krankheitszeichen ist eine Vorstellung, die im Hinblick auf die Neuropathologie auch heute noch ernsthaft in Betracht gezogen werden muß.

Zu Zeiten Christi sagte *Lukas* (11,34/36): »Die Lampe des Leibes ist dein Auge; wenn dein Auge rein ist, so ist auch

2 SALZER: *Augendiagnose und Okkultismus,* München 1926, S. 59.

dein ganzer Leib licht; wenn es aber böse ist, so ist auch dein Leib finster. Siehe nun zu, daß das Licht, welches in dir ist, nicht Finsternis ist. Wenn nun dein ganzer Leib licht ist und keinen finsteren Teil hat, so wird er ganz licht sein, wie wenn die Lampe mit ihrem Strahle dich erleuchtete.«

Vor mehreren tausend Jahren gelang es Japanern und Chinesen, organische Erkrankungen am Zustand der Augen und ihrer Umgebung (Lider, Augenweiß, Pupille, Iris) abzulesen. Man kann sagen, daß sie, ebenso wie Lukas, die ersten waren, die aus der Beobachtung des Auges eine Diagnose zu erstellen vermochten. Für sie besaßen die verschiedenen Regionen der Iris eine Bedeutung, wenn auch noch nicht im Sinne einer strengen topographischen Festlegung.

Noch vor *Ignaz von Péczely* erstellte *Meyens* schon 1670 eine Topographie der Iris nach den verschiedenen Körperregionen. Der in Wien lebende Ophthalmologe *Beer* kannte diese alten Theorien über die Iridologie gewiß nicht. Dennoch bemerkte er in seiner *Lehre von den Augenkrankheiten* im Jahre 1813: *»Alles, was auf den Organismus eines Individuums einwirkt, kann nicht ohne Wirkung auf das Auge bleiben, und umgekehrt.«*

Für den Ungarn *Ignaz von Péczely* hieß Augendiagnostik, in der Iris den Widerschein der völligen Gesundheit des Körpers aufgrund einer klar erkennbaren topographischen Verteilung zu sehen. Er gilt daher seit 1881 als Begründer der abendländischen Iridologie, nachdem er das Buch *»Entdeckung auf dem Gebiet der Naturheilkunde: Anleitung zum Studium aus den Augen«* veröffentlicht hatte. Das Buch erregte großes Aufsehen und gelangte zu internationalem Ansehen. Das Interesse an der Iridologie war vor allem in Deutschland verbreitet. Zu jener Zeit fehlten *von Péczely* die technischen Möglichkeiten für eine eingehendere Forschung: Er arbeitete mit einer Lupe, die nur zweifach vergrößerte. Erst einige Zeit später wurde die Ausrüstung für eine mikroskopische Untersuchung entwickelt.

Ignaz von Péczely zog sich zurück und arbeitete nur noch in seiner eigenen Praxis. Die Angriffe von seiten der offiziellen Medizin wurden immer heftiger, je länger die Frage offenblieb. Es ging um die Tatsache, daß die Iris manchmal einen Tumor zeigt, der allerdings erst viel später, nachdem der Patient der Kontrolle des Iridologen entglitten ist, auftauchen kann. Für die Analyse brauchte es noch zahlreiche, dem Verdauungsapparat entsprechende Zeichen –, ehe man etwas Endgültiges über die Frage der Topographie aussagen konnte. *Von Péczely* selbst war von dem Wert der Zeichen, die er in der Iris sah, überzeugt. Doch die ständigen, vielfältigen Angriffe – die Polemik dauerte Jahrzehnte – ließen in dem reifen Mann, nach einem seiner Arbeit gewidmeten Leben, eine bittere Welle der Depression aufkommen. Er befahl seinen Freunden und Patienten: *»Verstreut meine Asche in alle Winde und löscht meinen Namen aus.«* Man kann sich kein tragischeres Ende für dieses im Kampf für die Iridologie und die Kranken verzehrte Leben denken. Ist es nicht das Schicksal vieler Forscher?

Will man den Wert der Iridologie beurteilen, so geht es nicht um die Frage nach der Überlegenheit zwischen der akademischen Medizin und der traditionellen Therapeutik, sondern um die Antwort auf die einfache, aber bedeutsame Frage, ob und inwieweit das Auge als Diagnoseelement eine bessere Analyse des Krankheitsprozesses bietet. Es geht keineswegs darum, die in Jahrzehnten erarbeiteten diagnostischen Methoden, wie sie korrekt und erfolgreich von Spezialisten und Krankenhäusern angewandt werden, als überholt und überflüssig zu betrachten, und es geht auch nicht darum, zu behaupten, die Iridologie könne die schulmedizinische klinische Untersuchung ersetzen. Kein vernünftiger Repräsentant traditioneller Therapeutik würde die Ergebnisse der modernen Wissenschaft oder die Verfeinerung ihrer Diagnosen abwerten, sondern sich in schwierigen Fällen dankbar auf die technische und diagnostische Ausstattung eines Krankenhauses stützen.

Leider gibt es noch immer Wissenschaftler, die sich nicht überzeugen lassen wollen. Pech für sie! Liefern die Experimente doch den wahren Gelehrten, deren Geist offengeblieben ist, genügend Beweise. Jeden Tag werden wir mit der Überraschung von Patienten konfrontiert, die es erstaunlich finden, daß wir in der Lage sind, eine Diagnose in zwei Minuten zu stellen. Diese Leute haben manchmal mehrere Wochen im Krankenhaus verbracht und wurden nach den Untersuchungen mit der gleichen Diagnose fortgeschickt.

Was heißt eigentlich Diagnose? Das Wort stammt aus dem Griechischen und ist von dem Wort *diagnoskein* abgeleitet: *Dia* – ›durch‹, *Gnosis* – ›Erkenntnis, Gewißheit‹. Es bezeichnet also den Akt des Betrachtens und klar Erkennens, des perfekten, absoluten ›so ist es‹. Diagnostizieren heißt somit ›über die Erkenntnis zur Gewißheit gelangen‹.

Auch die Naturwissenschaften kennen natürlich das Konzept der Diagnose, doch im allgemeinen denkt jeder an Krankheit, Medizin, Behandlung. Wenn wir das Wort *untersuchen* (unter – suchen) in der Therapeutik genauer betrachten, so glauben wir, daß es unter der Oberfläche, der Angst, der Simulation, der Übertreibung oder auch der Unterschätzung usw. zu suchen bedeutet. Diese Untersuchungen führen am Ende zu der Feststellung des Verborgenen, zu einer Entdeckung und damit zur Erkenntnis, zur Diagnose. Die Erkenntnis ist die höchste Stufe. Danach folgt die Therapie. Wer eine Diagnose stellen will, muß die Struktur und die Funktionsweise des Körpers und seiner Organe sowie ihre unterschiedlichen Reaktionen auf Krankheiten kennen. Und er muß die verschiedenen Diagnosemöglichkeiten beherrschen.

Drei Wege stehen dem Diagnostiker offen:

1. Feststellung der Anamnese und der Krankheitssymptome;
2. eingehende Untersuchung aller Umstände, die zu der Krankheit geführt haben;
3. objektive Untersuchung.

Aus den aus Punkt 1. und 2. resultierenden Ergebnissen erstellt der Therapeut die Anamnese, das also heißt: eine

Vorstellung von den gegebenen Umständen. Selbst wenn die Folgerungen aus diesen Indizien für einen erfahrenen Praktiker wichtige Hinweise liefern, so kann man doch nur in den seltensten Fällen damit zu einer präzisen Diagnose kommen. Darum wählt man den dritten Weg der objektiven Untersuchung.

Dies ist eine gründliche, systematische und objektive Untersuchung des kranken Organismus, bei der man sich eines Höchstmaßes an Diagnosetechniken bedienen muß. Zu Anfang dieses Jahrhunderts war eine solche Untersuchung noch recht einfach. Doch die überwältigende Entwicklung der Beobachtungsmöglichkeiten in den letzten Jahren und die begeisternden Ergebnisse haben die Lage erheblich ausgeweitet und Möglichkeiten eröffnet, von denen man früher kaum zu träumen gewagt hätte. Heute bieten sich dem Untersuchenden zusätzlich zu den althergebrachten Methoden des Abtastens, Abklopfens, Abhorchens und Temperaturmessens zahlreiche diagnostische Techniken wie zum Beispiel die Röntgenaufnahme, die Untersuchung des Metabolismus, die Elektrokardiographie, die Endoskopie, die Kapillaroskopie und die von den Laboratorien gelieferten Analysen mit den Untergruppen Serologie, Bakteriologie, topographische Diagnose usw. Nach der mit Hilfe der neuen Methoden erstellten Diagnose ordnet der Arzt diese der anderen Diagnose unter.

Betrachten wir nun aufmerksam eine andere Form des Diagnostizierens: Sie bedient sich des Auges als Beobachtungsfeld. Diese Untersuchung prüft die Reflexe im Inneren des Auges und führt zu einer einseitigen Diagnose. Auch dies ist eine Entdeckung unserer Epoche.

Im Jahre 1851 erfand *Helmholtz* das Ophthalmoskop, mit dessen Hilfe er die Rückwand des inneren Auges betrachten konnte. Nur wenige Leute waren in der Lage, die Bedeutung seiner Erfindung zu schätzen, da bislang das Auge sozusagen ein Buch mit sieben Siegeln war. Niemand konnte ins Innere schauen, und die Pupille schien die ewige Finsternis zu symbolisieren. Dunkle Geheimnisse, die nur das Licht zu enthüllen vermochte! Sobald man die Retina sehen konnte, gab die Pupille ihre Geheimnisse preis. So war plötzlich der Weg zur Erforschung des Auges und seiner pathologischen Veränderungen freigegeben. Niemals hätte man sich vorstellen können, eines Tages so viel über die Krankheiten von den Augen zu erfahren.

Doch vor allem erlaubte die immer perfektioniertere Entdeckung, die direkte Verbindung des Auges mit dem Körper und seinen Veränderungen deutlich zu erkennen. Heute redet man im allgemeinen von der Untersuchung des inneren Auges (Retinadiagnose). Das geht folgendermaßen vor sich: Der Untersuchende spiegelt einen schräg einfallenden Lichtstrahl über einen in der Mitte gelochten Konkavspiegel durch die Pupille, die rot aufleuchtet. Eine vor das Auge gehaltene konvexe Lupe fängt die reflektierten Strahlen auf und liefert ein etwa fünffach vergrößertes, auf dem Kopf stehendes Bild der gesamten Retina.

Auf diese Weise bediente sich die Schulmedizin, die sich nur sehr zaghaft zur Iridologie bekannte, des Auges als wichtiges Hilfsmittel zur Feststellung pathologischer Veränderungen im Körper des Patienten. Doch sie glaubte, daß diese Veränderungen nur auf der Retina feststellbar seien. Das Innere des Auges wurde somit zum klassischen Beobachtungsfeld von Krankheiten, die erst viel später durch andere medizinische Untersuchungsmethoden erkennbar wurden. An den Ergebnissen der Retinaskopie zu zweifeln, wäre nicht nur ein Zeichen von Ignoranz, sondern grenzte ans Lächerliche, da sie von der offiziellen Medizin anerkannt worden sind. Die Medizin kann mit Gewißheit auf der Retina Erkrankungen des Nervensystems, Gefäßleiden, Syphilis, Erbkrankheiten, Infektionen, Blutkrankheiten, Nierenleiden und Tuberkulose nachweisen. Es würde zu weit führen, die diagnostische Bedeutung der Retinauntersuchung im einzelnen zu besprechen. Sie sollte hier zum besseren Verständnis der Iridologie nur am Rande erwähnt werden.

Wenn man die unterschiedlichen Diagnosemöglichkeiten

in bezug auf das Erkennen pathologischer Prozesse genauer betrachtet, so wird deutlich, daß keine von ihnen absoluten Wert besitzt. Das Wissen um diese Unvollkommenheit trieb und treibt die Forscher der ganzen Welt ohne Unterlaß, diese Methoden zu verbessern, wiederzuentdecken und weiterzuentwickeln. Der erfahrene Diagnostiker weiß, daß beim Erstellen einer Diagnose seine Suggestivkraft mitspielt, und darin liegt ihr Wert. Der Mensch ist kein Serienprodukt, Krankheit ist kein unveränderlicher Begriff, und das Erstellen einer Diagnose ist eine Kunst.

Parallel zu den anerkannten und gelehrten Diagnosemethoden gibt es eine Reihe von leider nicht anerkannten Prozeduren, die man als Grenz-Methoden bezeichnet.

Aufgrund der Errungenschaften der letzten Jahrzehnte wurde die medizinische Wissenschaft derartig entwickelt, daß sie eine Reihe von Dingen vernachlässigt oder beiseite geschoben hat, die ihr unwichtig oder in den Bereich des Aberglaubens zu gehören schienen. Dies gilt für die Untersuchung des Urins, der Haare, der Hände und Fingernägel, der Handschrift sowie für die Astrologie. Alle diese Möglichkeiten kämpfen um eine Anerkennung, die man ihnen in den meisten Fällen versagt, obwohl sie alle ein Körnchen Wahrheit enthalten und dem, der sie einzusetzen vermag, von großem Nutzen sein können.

Die Irisdiagnostik gehört im Augenblick noch immer zu den Grenz-Methoden.

Wenn man die Iris betrachtet und mit dem übrigen Auge vergleicht, fällt ihre relative Kleinheit auf. Verglichen mit dem gesamten Körper, erscheint sie winzig. Wenn man uns sagt, daß sich in diesem kleinen Bereich die unterschiedlichsten Krankheiten und Veränderungen des Organismus niederschlagen, so muß uns das zunächst absurd erscheinen. Die Kleinheit der Iris scheint den diagnostischen Möglichkeiten im Wege zu stehen. Doch verhindert die Kleinheit eines Organes tatsächlich, ausgehend von seiner Struktur, ihren Veränderungen und ihrem Verhalten gegenüber der

Umwelt, Rückschlüsse auf seinen Zustand und auf die Art und Weise, in der seine Umgebung es beeinflußt, zu ziehen?

Es ist doch alles Große aus kleinen und immer kleineren Elementen zusammengesetzt. Die Entdeckungen der modernen Physik haben uns erlaubt, die Struktur der Materie in einer Weise zu verstehen, die in unserem Zusammenhang erlaubt zu schließen, daß die Kleinheit der Iris nicht verhindert, gewisse Folgerungen betreffs des Körpers, zu dem sie gehört, zu ziehen.

Wenn man bedenkt, daß die Iris nur $^1/_{10}$ Millimeter dick ist und aus sechs verschiedenen Schichten besteht, die ihrerseits noch einmal unterteilbar sind, oder wenn man bedenkt, daß die Retina des menschlichen Auges aus hundertsiebenunddreißig Millionen Sehelementen zusammengesetzt ist, dann wird deutlich, daß die Kleinheit der Iris sehr relativ ist und daß dies kein Hindernis ist, sie genau zu untersuchen.

Wenn die Iris bei allen Menschen gleich wäre, wäre eine Irisdiagnostik nicht möglich. Bislang zeigt die Forschung, daß die Iris eine unendliche Vielfalt von Aspekten vorweist. Kein Irispaar gleicht dem anderen. Selbst die Regenbogenhäute eineiiger Zwillinge sind nicht gleich. Die Färbung, der Grundton, die Struktur usw. zeigen grundsätzlich mehr oder weniger ausgeprägte Unterschiede, auch wenn diese nicht immer mit dem bloßen Auge, sondern nur mit den von der modernen Technologie entwickelten Apparaten erkennbar sind. Diese phantastische Vielfalt und Individualität der Iris überrascht den aufmerksamen Beobachter immer wieder und verleitet ihn zum Nachdenken, selbst wenn er über keinerlei praktische Erfahrung auf diesem Gebiet verfügt. Es gibt so viele verschiedene Regenbogenhäute wie es Menschen gibt – eine unglaubliche Vielfalt.

Selbst wenn man die Grundtönung und die Dichte der Iris außer acht läßt, gibt es so viele Zeichen, daß man allein aus diesem Grunde zum Nachdenken gezwungen wird. Wer die Zeit und die Geduld hat und über eine gewisse Menge von Beobachtungspersonen verfügt, beginnt unweigerlich zu glauben, daß diese Zeichen etwas zu sagen haben, selbst ohne sie zu entziffern, und sie scheinen einem bestimmten Ordnungsschema zu unterliegen.

Es ist nicht einfach, dieses Schema zu erkennen. Wenn man sich darüber hinaus darüber informiert, welche Schmerzen, Krankheiten und Unfälle die untersuchten Patienten erlitten haben, dringt man tiefer in das Problem ein und erkennt, daß keine Iris zu irgendeinem Körper paßt, sondern daß man sagen muß: Jedem Körper seine eigene Iris und jeder Iris ihren entsprechenden Körper! Es dürfte nicht leicht sein, nach einer sorgfältigen Beobachtung zu behaupten, daß, ausgehend von der Verschiedenartigkeit des ›normalen‹, rein genetisch determinierten Reliefs der Iris, das Erkennen organischer Krankheiten oder eventueller Veränderungen jeder Grundlage entbehre.

Je mehr Gelegenheit man hat, verschiedene Augen zu untersuchen, desto deutlicher wird einem, daß die Irisdiagnostik gewissen anderen von der Schulmedizin anerkannten Methoden verwandt ist, und man wird ihre Richtigkeit feststellen. Sie wird um so interessanter, je mehr Klarheit wir über die Feinheiten der Verbindungen in unserem Organismus gewinnen.

Die Iris zeigt, wie so viele andere Teile des Auges, gewisse verifizierbare und jederzeit leicht zu erkennende Zeichen, die durch ihr Alternieren, ihr Vorhandensein, ihr Fehlen oder ihre Verteilung eindeutig mit gewissen körperlichen Veränderungen einhergehen.

Selbst der gelehrteste Gegner der Irisdiagnostik leugnet das Vorhandensein dieser Zeichen in der Iris nicht. Er leugnet nur die Abhängigkeit dieser Zeichen von den entsprechenden körperlichen Veränderungen und umgekehrt. Er betont noch heute wie der Arzt *Seligmann*[3]: *»Diese Krypten und Lakunen sind reine Zufallsprodukte.«* Doch läßt sich im Leben eines Körpers ein Zufall nachweisen? Warum Zufall auf der Iris und nicht auf der Retina? Alles ist nach strengen

3 Siegfrid SELIGMANN: *Augendiagnose und Kurpfuschertum*, Bassdorf 1910.

Regeln geordnet, alles interagiert so harmonisch und so gut über Drüsen und Säfte, elektronervöse Prozesse usw., daß wir uns nur wundern können und staunen, je genauer wir die Probleme des menschlichen Organismus studieren. Selbst wenn der Forschergeist ohne Unterlaß zahllose Prozesse voller Geheimnisse entschleiert, so besteht nach wie vor das Mysterium. Das gilt gleichermaßen für die Irisdiagnostik, deren wissenschaftlicher Nachweis noch auf sich warten läßt, obwohl seine empirische Bestätigung längst erbracht ist.

Es ist erstaunlich, daß es den verbissensten Verfechtern der Irisdiagnostik bislang nicht gelungen ist, eine plausible Theorie über den Ursprung der Krypten und Lakunen der Zeichen auf der Iris zu erarbeiten, die einer strengen wissenschaftlichen Überprüfung standhielte.

Die Irisdiagnostik ist eine empirische Wissenschaft, d. h. sie basiert auf der Beobachtung. Ihre Anhänger glauben, daß es möglich sein wird, im Zuge der Forschung schrittweise zu einer annehmbaren Theorie zu gelangen. Was das ›Funktionieren‹ der Irisdiagnostik angeht, so kann man auf die merkwürdigsten Meinungen treffen. Sie hier zu zitieren würde zu weit führen. Die Antwort auf die Frage »Wie entstehen die verschiedenen Zeichen auf der Iris?« bleibt noch offen. Schon *Dr. von Péczely* hat über das Problem nachgedacht, ohne jedoch eine überzeugende Erklärung zu finden.

Er hat folgendes festgestellt:

1. Obwohl bekannt ist, daß das Irisgewebe ein vaskulär-nervöses Gewebe, seinerseits umgeben von einem lockeren Bindegewebe, ist, so ist bis heute noch keine detaillierte Topographie dieser Nerven erarbeitet worden.
2. Fest steht, daß die Nerven der Iris vom Ziliarganglion ausgehen, welches Fasern vom sensiblen Drillingsnerv, vom okularen Bewegungsnerv und vom perivaskulären neuro-vegetativen System aussendet. Indessen hat man bislang diese Nerven histologisch noch nicht identifiziert.

3. Die Nervenenden der Iris sind bislang noch nicht lokalisiert worden.
4. Die Zentralverbindungen der Irisnerven sind ebenfalls noch nicht genau erforscht worden.

Seit dem Tod von *Dr. von Péczely* sind schon einige Jahrzehnte verstrichen, aber die oben aufgeführten, vom Begründer der Irisdiagnostik aufgestellten Kriterien scheinen nach wie vor Gültigkeit zu besitzen. Die medizinische Wissenschaft ist sich gegenüber diesen vielschichtigen Problemen selbst nicht sicher.

Von Péczely hat sich und der medizinischen Wissenschaft eine ganze Reihe weiterer Fragen gestellt:

1. Welchen histopathologischen Mechanismen entsprechen die Veränderungen des Irisgewebes im Moment des Erscheinens bestimmter Zeichen?
2. Sind die degenerativen Veränderungen, die im Irisgewebe entstehen, identisch mit Veränderungen im entsprechenden Organ oder dessen Nervenelementen?
3. Ist das chemische Funktionieren der Pigmentzellen im Irisgewebe identisch mit dem physiologischen Pigment der Retina und der Unterseite der Iris?
4. Woher stammen diese Pigmentzellen? Auf welche Weise und infolge von was erscheinen sie im Irisgewebe?

Seit der Zeit von *von Péczely* hat sich die Medizin grundlegend verändert und perfektioniert. Während Virchows Zellpathologie – damals als Ausdruck einer materialistischen und mechanistischen Naturwissenschaft – in der Medizin triumphierte, wurde diese Epoche langsam und krisenreich überwunden und durch das, was man ›psychosomatische Medizin‹ nennt, ersetzt. Heute wagt man von einer Einheit von Geist, Seele und Körper auszugehen, der Einheit des Krankheitsprozesses und den ihm eigenen Gesetzen, und wir wissen durch nicht anzuzweifelnde Feststellungen, daß diese Einheit auf derjenigen des Nervensystems basiert. Die Einheit des Nervensystems, dieser der Seele so nahen Materie, ist die Achse, um die sich die Neuorientierung der Medizin langsam zu drehen begann.

Aber was bedeutet nun diese Einheit? Was hat sie mit der Irisdiagnostik zu tun? Der Mensch besteht in körperlicher Hinsicht zum größten Teil aus vegetativen Nervenfasern. Man hat errechnet, daß allein die feinen Nervenfasern der großen Blutgefäße mehr als eine halbe Million Kilometer messen. Ein einziger Zahn enthält mehrere tausend Meter Nervenfasern.

Die Situation scheint in allen unseren Organen entsprechend zu sein. Das Auge, und in seinem Inneren die Iris, macht dabei keine Ausnahme. Im Gegenteil, wir können davon ausgehen, daß es ganz besonders reich an vegetativen Nervenfasern ist. Erst heute kann man erfassen, daß die Nervenfasern ein äußerst feines Netz um jede Zelle bilden. Dieses Netz ist ein perfekt zusammenhängendes Ganzes und erlaubt, daß jede Zelle unseres Körpers mit allen anderen nervlich in Verbindung steht. Das Nervensystem verbindet die Zellen und die einzelnen Organe zu einer Arbeitsgemeinschaft und dirigiert sie. Die alte Semiotik wußte das und lehrte uns, daß die Irisdiagnostik dazu gehört. Sie erfuhr somit ihre moderne, exakte Rechtfertigung durch diese alten Theorien.

Professor *Beer* lehrte nichts anderes: *»Alles, was auf die Gesamtheit wirkt, muß ebenfalls auf das Teil wirken. Alles, was auf das Teil wirkt, muß ebenfalls auf das Ganze wirken.«*[4] Der berühmte Anatom *Hyrtl*, der die Annahmen von *Lavater* aufgriff, erklärt: *»Die äußeren Formen des menschlichen Körpers sind nur das Resultat der inneren Zusammensetzung. Von bestimmten äußeren Markierungen aus kann man Schlüsse auf den Zustand innerer Organe ziehen.«*[5]

Was meinen die Iridiologen dazu? Nichts weiter, als daß solche Markierungen in den Zeichen der Iris vorhanden sind, was sie auch zu beweisen vermögen: *»Den Einfluß des Körpers auf die Iris im Rahmen einer Augendiagnose«, schreibt*

4 Joseph von BEER: *Lehre von den Augenkrankheiten*, Wien 1813.
5 Joseph HYRTL: *Handbuch der topographischen Anatomie und ihre praktischen, medizinisch-chirurgischen Anwendungen*, Leipzig 1853.

der Arzt Schlegel, »*können wir uns nur über das Nervensystem denken. Nur so kann man erklären, wie das Chamäleon und gewisse Fische ihre Farbe an ihre Umwelt anzupassen in der Lage sind.*«[6] Dieses Phänomen der Mimikry, der Schutzfärbung, wird ebenfalls über die Nervenleitung übermittelt (über die Retina des Auges). In der gleichen Weise können psychische Prozesse Veränderungen im Körper, auch im Auge – auf der Iris –, hervorrufen, die kurzfristig, langfristig oder endgültig sind. Deutlich läßt sich dies am Spiel der Pupille erkennen, ihrer Verengung und Ausweitung und in der Folge in einer Störung oder einer Veränderung von Partikeln im Irisgewebe. In den meisten Fällen sind diese Veränderungen kurzfristig, wie auch die psychischen Einflüsse kurzfristig sind. Wenn es sich jedoch um dauerhafte psychische Störungen handelt, dauert die psychische Veränderung ebenfalls an, und es ist daher klar, daß die dadurch ausgelösten Veränderungen ebenfalls andauern. Übrigens stehen die endokrinen Drüsen mit ihrem gesamten Hormonkomplex selbst unter dem Einfluß des neuro-vegetativen Systems. Es ist noch gar nicht lange her, daß weder die Welt der Wissenschaft noch die profane von Hormonen oder Metaboliten gehört hatte. Heute wächst das Wissen um diese Zusammenhänge rapide, eröffnet ständig neue Perspektiven und stellt gleichzeitig immer neue Rätsel. Auch wenn es immer erkennbarer wird, daß die Hormone ebenfalls einen nicht anzuzweifelnden Einfluß auf das Auge ausüben, so sind diese Relationen und Interaktionen noch nicht erforscht worden.

Es steht also inzwischen fest, daß die Möglichkeit einer Erklärung der Zeichen auf der Iris über das neuro-vegetative System besteht, und daß man auf diesem Wege zu einer plausiblen Theorie der Irisdiagnostik gelangen kann. Bis dahin war es nicht möglich, herauszufinden, wie sich der Prozeß im einzelnen abspielte.

6 Emil SCHLEGEL: *Die Augendiagnose des Ignaz von Péczely nach eigenen Beobachtungen*, Tübingen 1906.

Die Forschungen der Anatomie und der Psychologie haben den Nachweis erbringen können, daß die Iris der empfindlichste Teil des Auges ist, sogar noch empfindlicher als gewisse Teile des Gehirns. Infolgedessen ist das Nervensystem der Iris einer der komplexesten und empfindlichsten Bereiche unseres Körpers. Die verschiedenen Nervengeflechte verbinden die verschiedenen Organe mit dem Nervensystem der Iris über das Gehirn, das Nervenzentrum, und umgekehrt. Somit sind Auge und Iris ganz besonders empfänglich für entfernte Einflüsse, für die Übertragung von Erregungen der unterschiedlichsten Organe. Eines der Hauptargumente gegen die Irisdiagnostik beruht auf der Tatsache, daß es keine direkte Verbindung zwischen den Organen und dem Irisfeld gibt. Die Impulse und Informationen scheinen nicht direkt auf neuro-elektrischem Wege über das neuro-vegetative System, sondern über bestimmte Relaisstationen übertragen zu werden.

Aus der Tatsache, daß jede kleine Zelle unseres Körpers in indirekter Nervenverbindung mit allen anderen steht, denn alle sind mit dem vegetativen System verbunden, ergibt sich eine Art »telegrafischen Netzes«, das außerordentlich kompliziert erscheint und mit absoluter Perfektion arbeitet.

Somit sind natürlich auch alle anderen Elemente des Organismus, einschließlich der beweglichen Zellen wie Körpersäfte, Hormone oder Blut, von Zelle zu Zelle, von Zellsystem zu Zellsystem über das neuro-vegetative System miteinander verbunden. Die Veränderungen, die hier (in den beweglichen Zellen) stattfinden, werden in der gleichen Weise »aufgezeichnet« und signalisiert wie jene der unbeweglichen Zellen, wie beispielsweise der Leber und der Nieren. In gleicher Weise erfolgen präzise Veränderungen in dem entsprechenden Organ, wenn wir einen bestimmten Punkt am Ohr reizen. In früheren Zeiten konnte man diese Verbindungen nur vermuten, heute lassen sie sich wissenschaftlich nachweisen. Wir wissen auch, daß das Auge, wie alle anderen Körperorgane, an das Blut- und Lymphsystem angeschlossen ist und einen in sich geschlossenen Nahrungskomplex im Gefäßkreislauf darstellt. Im Auge kreist das gleiche Blut und die gleiche Lymphflüssigkeit wie im übrigen Körper. Sie ernähren es, halten es funktionsfähig und transportieren die zerstörten Zellen ab. Die Blut- und Lymphzirkulation ist allerdings ständigen Veränderungen unterworfen, abhängig beispielsweise von der Ernährung, der Atmung, der körperlichen Aktivität, dem Schlaf, dem Konsum von Nikotin und Alkohol usw.

Diese Variationen manifestieren sich einerseits in der veränderten Blut- und Lymphstruktur, andererseits in der veränderten Organernährung, die sich den Bedürfnissen entsprechend verändern. In einem gesunden Organismus, wo das Funktionieren sowie die Veränderungen der Kräfte harmonisch verlaufen, unterliegt auch das Auge dieser Harmonie. Im Krankheitsfall verändert sich das alles. Schnell oder langsam, oberflächlich oder durchgreifend etabliert sich eine disharmonische Verteilung der Säfte und Kräfte, die von außen an verschiedenen Zeichen zu erkennen ist. Nicht nur der Zellkomplex selbst ist davon betroffen, sondern auch der ganze Körper in allen seinen Teilen, in unterschiedlicher Intensität.

Da im Ernährungssystem der Zellen Harmonie herrscht, eine Ordnung, die dazu tendiert, immer perfekter zu werden, ohne es jedoch ganz zu sein, so ist eindeutig klar, daß die gleiche Harmonie, die gleiche Ordnung im Auge, insbesondere in der Iris, vorherrscht.

Wie schon gesagt, weiß man bis heute nicht, *wie* die Zeichen auf der Iris entstehen. Aber man weiß, *daß* sie entstehen. Das Auge ist nicht nur Spiegel der Seele. Es wird für den, der die Zeichen zu »sehen« und zu interpretieren weiß, mehr und mehr zum Spiegel des gesamten Körpers.

Das Untersuchen und Interpretieren der Iriszeichen ist der Analyse einer Röntgenaufnahme oder eines Elektrokardiogrammes vergleichbar, aber man muß es lernen und üben!

Es gibt Ärzte, die keine Ahnung von der Interpretation eines Elektrokardiogrammes haben oder die offen zugeben, daß sie eine Röntgenaufnahme nicht zu lesen imstande sind, weil sie sich bislang mit dem jeweiligen Spezialgebiet nicht abgeben mußten. Nichtsdestoweniger hegen sie nicht den geringsten Zweifel an den Berichten ihrer Kollegen der Radiologie oder der Kardiologie. Mit der gleichen Gewißheit, mit der ein Fachmann die Zeichen eines EKG oder einer Röntgenaufnahme zu lesen weiß, vermag der Iridologe die Zeichen der Iris zu interpretieren. Die einzige Voraussetzung dazu ist, daß die Iris des Patienten gesund und intakt ist. Jegliche Verletzung des Auges und insbesondere der Iris kann die Diagnose einschränken oder gar unmöglich machen.

Die topographische Aufteilung der Iris ist bis heute noch nicht ganz geklärt. Wie die folgenden Abbildungen deutlich zeigen, herrschen noch immer gewisse Differenzen zwischen den verschiedenen Schulen von Forschern. Die Iridiologen unterteilen das Irisfeld in Bereiche oder Sektoren, um die verschiedenen Zeichen zu lokalisieren. Sie unterstellen dabei, daß jeder Sektor einem bestimmten Organ oder einer Organgruppe entspricht.

Der Begründer der Irisdiagnostik, *Ignaz von Péczely*, unterteilte das Auge noch nicht in Felder und Kreise, doch er markierte die Zeichen der Organe, die er aufgrund seiner Erfahrung hatte feststellen können, mit Zahlen auf den beiden Irisfeldern.

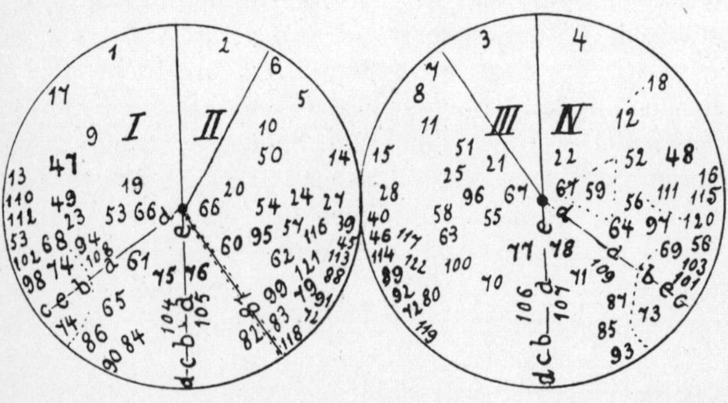

Ignaz von Péczely

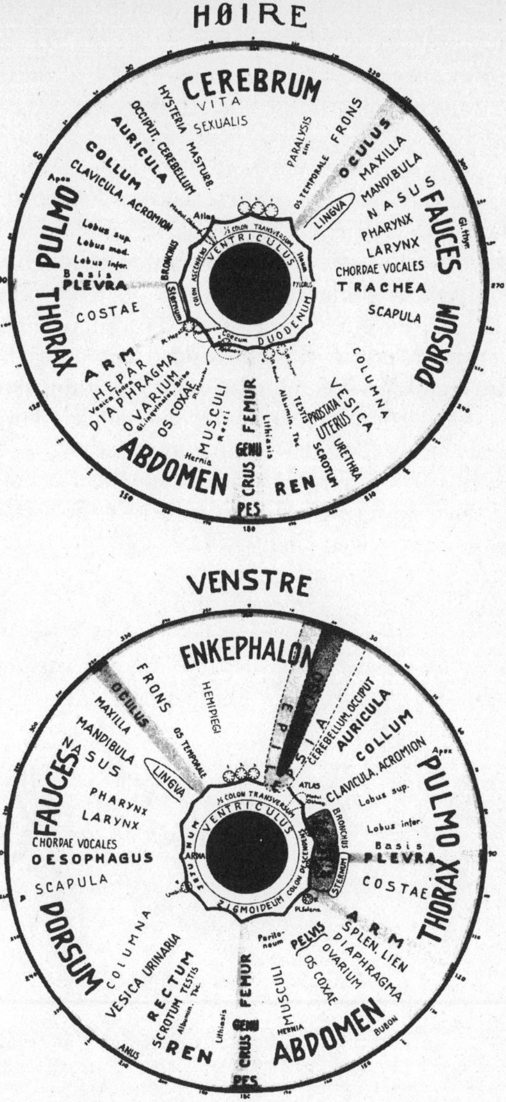

Topographie der Iris nach Liljequiest (1893)

Zahlreiche Iridologen versuchten in der Folge, eine klarere und leichter zu erfassende Ordnung der Zeichen zu finden und die Unzulänglichkeiten zu überwinden. Der nächste war der Schwede *Liljequiest*, der eine etwas geometrischere Gruppierung der Felder versuchte. Seine Aufteilung stellte jedoch keinen eigentlichen Fortschritt dar, und er bekannte sich später zu derjenigen von *P.J. Thiel. Peter J. Thiel* stellt dem sogenannten ungarischen und dem schwedischen System sein auf eigener Forschung beruhendes deutsches System der Feldaufteilung gegenüber und führt es in die Irisdiagnostik ein. Sein System verdrängte die anderen wegen seiner relativen Klarheit und leichten Erfaßbarkeit. Doch die Iridologen begnügen sich nicht mit der Thielschen Topographie. Sie wurde verbessert, und man kann mit gutem Recht behaupten, daß die Aufgliederung der Felder heute so weit fortgeschritten und erforscht ist, daß nur noch wenige Bereiche bleiben, die noch nicht endgültig erkannt und lokalisiert worden sind.

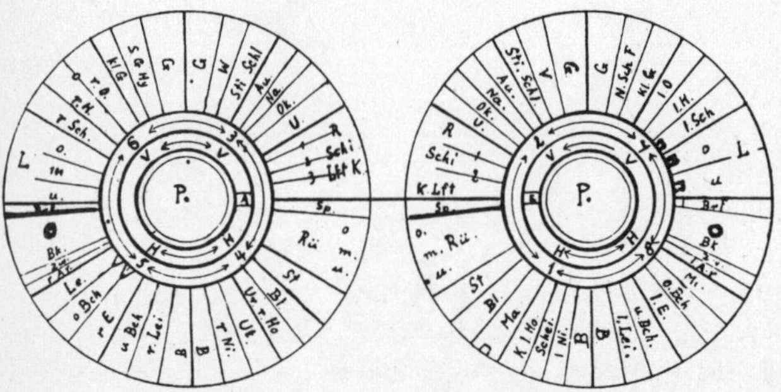

Verteilung der Irisfelder nach Felke

Spätere Autoren haben die Sektoren der Iris wie ein Zifferblatt unterteilt, andere nach den 360° des Kreises, da die Iris bekanntlich ein kreisförmiges Organ ist. *Franz Rossdorf* verwendet das Zifferblattschema und sogar die Zahl der

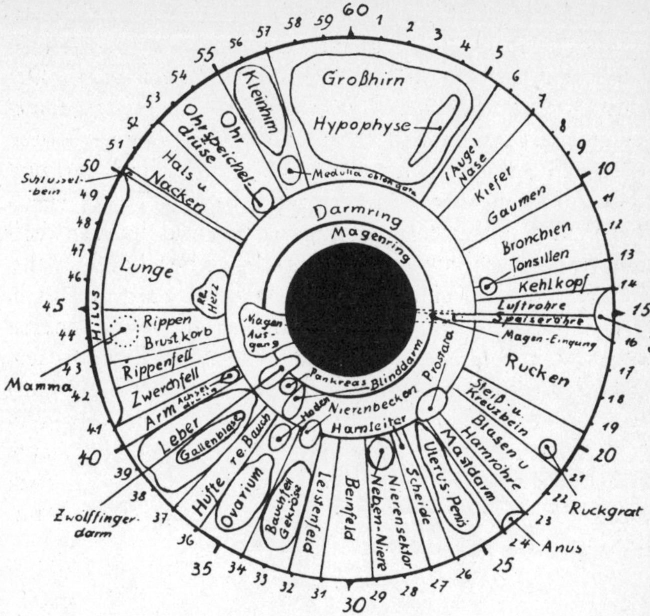

Die rechte Iris nach Rossdorf

Minuten. Er beginnt bei 0 und kommt im Uhrzeigersinn bis zu 60, was eine klare und einfache Festlegung erlaubt.[7]

Zur gleichen Zeit wie von *Péczely* lebt in Schweden ein Pastor namens *Liljequiest*, der sich zunächst unabhängig von *Péczely* der Erforschung der Iris widmete. Schließlich stattete er *von Péczely* einen Besuch in Ungarn ab und unternahm einige Korrekturen an den Ortungstafeln. In seinem 1893 erschienenen Buch *»Diagnose aus den Augen«* berichtet er über seine eigenen Erfahrungen. Seine Korrekturen bezogen sich in erster Linie auf die Lokalisierung der Rippen und die Projektion der Sexualorgane. Im übrigen stellte er eine weitgehende Übereinstimmung zwischen seiner Einteilung und der Péczelyschen fest.

7 Franz ROSSDORF: *Einführung in die Augendiagnostik*, Falken Verlag, 1954.

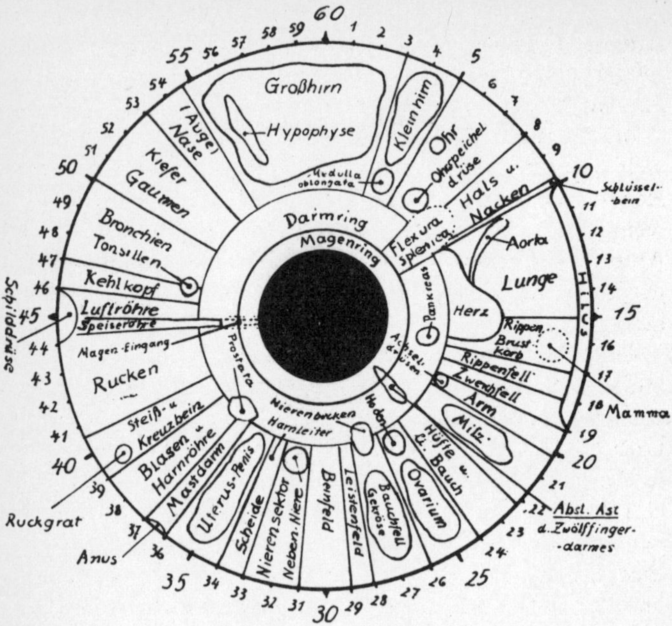

Die linke Iris nach Rossdorf

Im Jahre 1902 erschien eine weitere Arbeit von *P. J. Thiel: »Der Krankheitsbefund aus den Augen«*. 1904 schrieb der nach Amerika emigrierte *Henry Edouard Lane* ein Buch mit dem Titel: *»Iridology, the diagnosis from the eye«*. Das Werk *»Die Augendiagnose in ihren gesicherten Ergebnissen«* von *Andreas Müller* (Oranienburg 1909) basierte ebenfalls auf vorhergehenden Forschungen. Der Arzt *Anderschou* veröffentlichte 1916: *»Iris science diagnosis of bodily diseases through examination of the eye«*[8]

Viele waren sich über bestimmte Punkte in der Topographie nicht einig, doch schon erschien das Hauptwerk von *Rudolf Schnabel* (1921): *»Symptome des Auges und seiner*

8 Vgl. ANDERSCHOU, *Die Augendiagnose*, Vortrag Leipzig 1911.

Adnexe«. Es folgten: »*Ophthalmologie und Symptomatologie, Handbuch der Irisdiagnose*« und »*Das Auge als Gesundheitsspiegel*«. Der Heiler *Schnabel* wird am Ende seines Lebens Arzt und zum Professor ernannt.

In seiner Darstellung der mikroskopisch kleinen Wunderwelt des Auges geht er auch auf die Beziehung zwischen Kosmos und Entelechie ein. Die Arbeit übertrifft, auch wenn sie die Systematik vernachlässigt, bei weitem die des Arztes *Leon Vannier* (Paris 1923), »*Le diagnostic des maladies par les yeux*«, die sich noch auf den Spuren von *Liljequiest* bewegt.

Auch das Handbuch der Pastorin *Madaus*, das 1916 erschienen ist (3. Auflage 1926), muß hier erwähnt werden, auch wenn es durch den Versuch überrascht, eine neue Ursache-Wirkungs-Relation des Augenorgans herzustellen. In die gleiche Richtung führen unter anderem die Arbeiten von *K. Baumhauer*, »*Die Augendiagnose, ausführliche Abhandlung über die Feststellung von Krankheiten des menschlichen Organismus im Wege der Augenuntersuchung*« (1927) und des Arztes *Witz*.

Das Werk von *Gilbert Jausas*, »*Traité pratique d'iridologie médicale*«, erschienen 1947 in Paris, ist eine vertiefte Weiterentwicklung von *Péczely* und *Liljequiest*, da es in den wichtigsten Punkten mit der Topographie der beiden Vorläufer übereinstimmt. Aber in der Zwischenzeit wurden wesentlich präzisere Daten erarbeitet und wissenschaftlich nachgewiesen.

Jemand hat einmal gesagt: »Das Auge ist ein Zodiak«, und das hat unsere Aufmerksamkeit auf die Verwandtschaft, die zwischen dem astrologischen Tierkreis und unserer iridologischen Karte bestehen könnte, gelenkt.

Wir haben also einen Zodiak nach den astrologischen Daten von Dr. *M. Duz* aufgestellt. Das erste Tierkreiszeichen (Widder) haben wir im Norden angesetzt und nicht im Osten wie die Astrologen. Dies vereinfacht den Vergleich mit der iridologischen Karte. Im äußeren Kreis haben wir die Tierkreiszeichen vermerkt und im innersten die Planetendominanten.

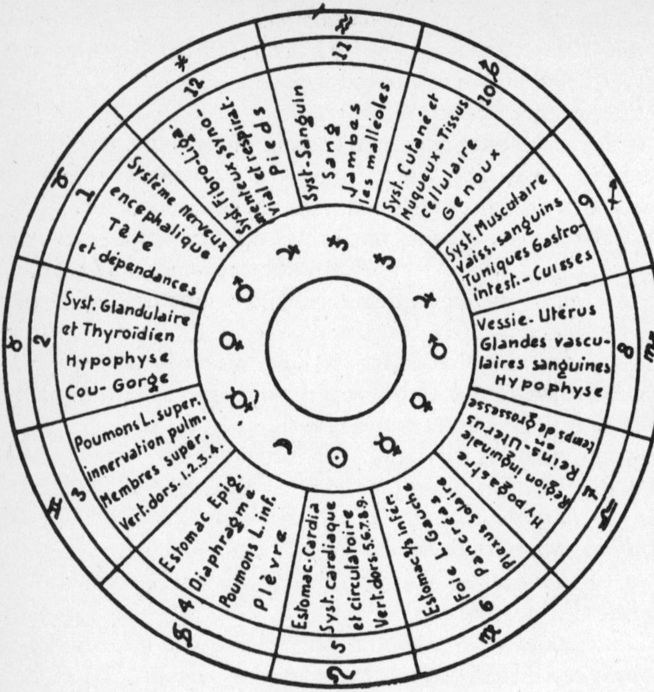

Tierkreis nach astrologischen Daten von Dr. M. Duz

Die Iridologen mögen geraume Zeit vor dieser iridologischen astrologischen Karte meditieren.

Viele der Ortungen stimmen überein. Ist das ein Zufall? In jedem Fall gibt es identische Punkte, die auf zwei sehr verschiedenen Wegen nachweisbar sind.

Wenn man in Betracht zieht, daß das sechste Haus den zellularen oder sterblichen Koeffizienten angibt und das achte Haus die Prognose, könnte man daraus nicht feststellen, ob iridologisch die Ausdehnung und die Natur der Zeichen mit diesen astrologischen Daten in Bezug stehen? Das Studium dieser Vergleiche ergibt höchst interessante, verblüffende Feststellungen. Im Augenblick ziehen wir daraus keinerlei Schlüsse, da unsere astrologischen Kenntnisse zu begrenzt sind. Wir hoffen, daß sich ernsthafte Astrologen mit dieser Frage beschäftigen mögen und uns ihre Vorstellungen wissen lassen.

Wir haben dem hervorragenden Astrologen *M. André Barbault* unsere Arbeiten und Beobachtungen mitgeteilt. Wir haben ihm zehn iridologische Karten mit den jeweiligen Geburtsdaten vorgelegt, und *M.A. Barbault* hat, nachdem er die jeweiligen Horoskope erstellt hatte, eine exakte Übereinstimmung zwischen den Iriszeichen und der Planetenkonstellation in etwa 70% der Fälle bestätigt. Mit einem anderen Astrologen, mit dem wir mehrere solche Vergleiche durchgeführt haben, sind wir zum gleichen Prozentsatz von

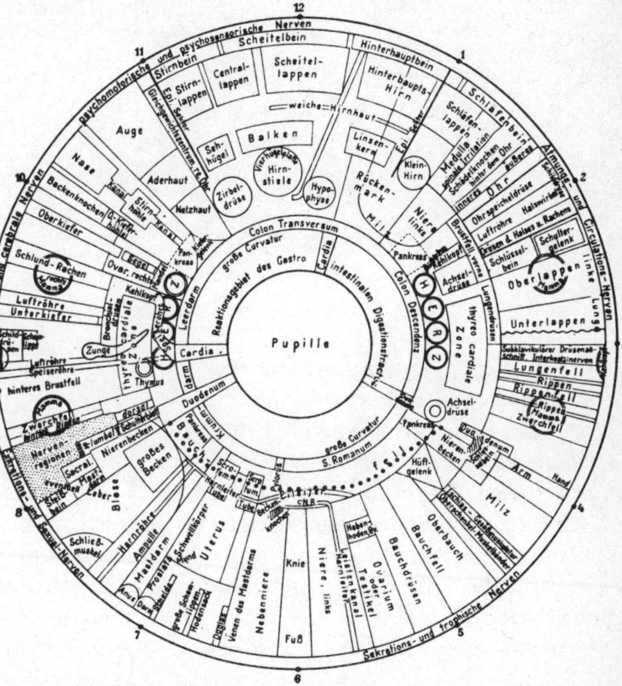

Die linke Iris nach Josef Angerer

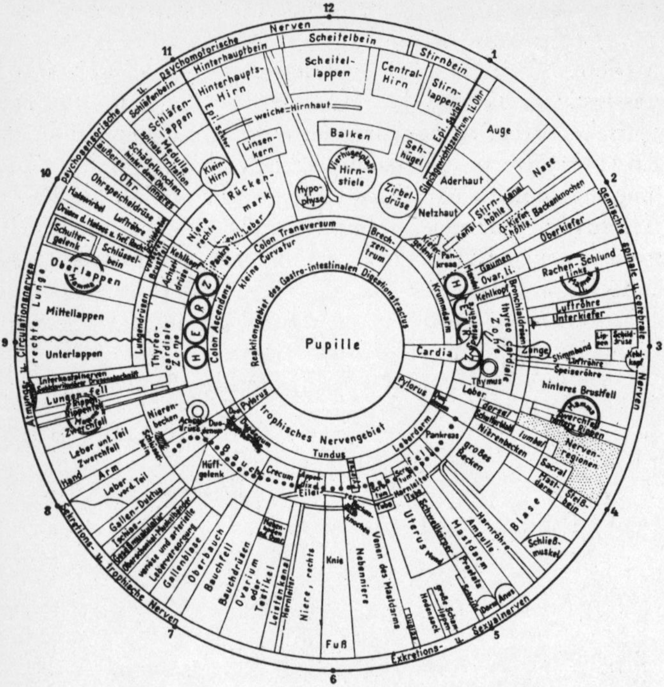

Die rechte Iris nach Josef Angerer

Übereinstimmungen gelangt. Die Astro-Iridologie hat eine vielversprechende Zukunft ...

Eines der neuesten Werke über die Irisdiagnostik stammt von *Bernard Jensen*, *»The science and practice of Iridology«* (Los Angeles 1952). Der Arzt *Jensen*, 1908 in Stockton, Kalifornien, geboren, hat hervorragendes Material erarbeitet und mit ansprechenden Zeichnungen, farbigen Iristopographien und einem interessanten Anhang mit praktischen Beispielen herausgegeben.

In diesem Zusammenhang müssen wir unter den wichtigsten modernen Forschern, die ihre Forschungen auf den Arbeiten ihrer Vorläufer aufgebaut und diese erweitert und vertieft haben, zwei herausragende Persönlichkeiten erwähnen: *Josef Angerer* und *Josef Deck*.

Dieser Überblick über die jüngsten Forschungen erlaubt uns festzustellen, daß das Studium der Diagnostik der auf optischem Wege erkennbaren Reflexe nicht einmal im medizinischen Milieu aufgehalten werden kann. Es fehlt allerdings noch an einer theoretischen Klassifizierung dieses Wissens im Rahmen der Forschung im Gesamtaufbau der medizinischen Kunst sowie an einer gut geordneten Systematik.

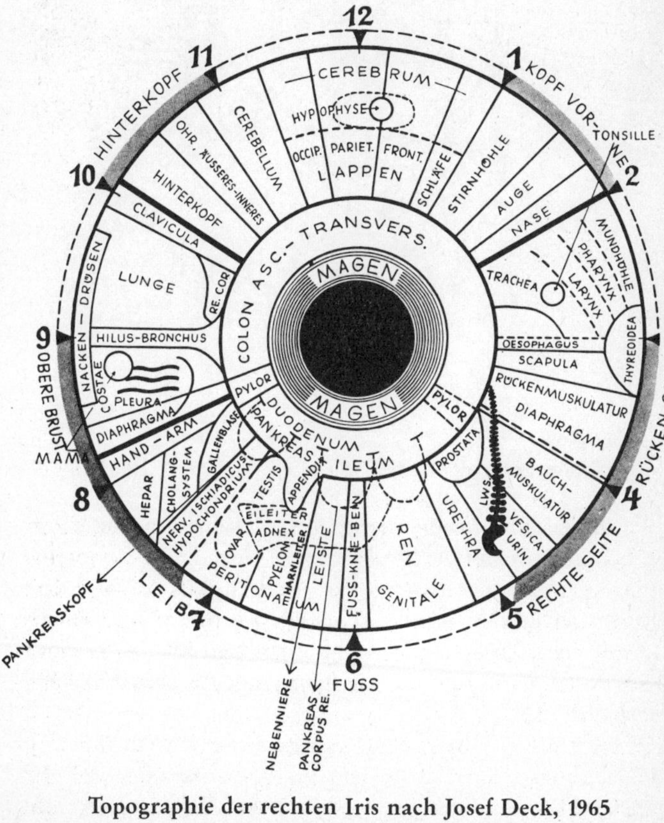

Topographie der rechten Iris nach Josef Deck, 1965

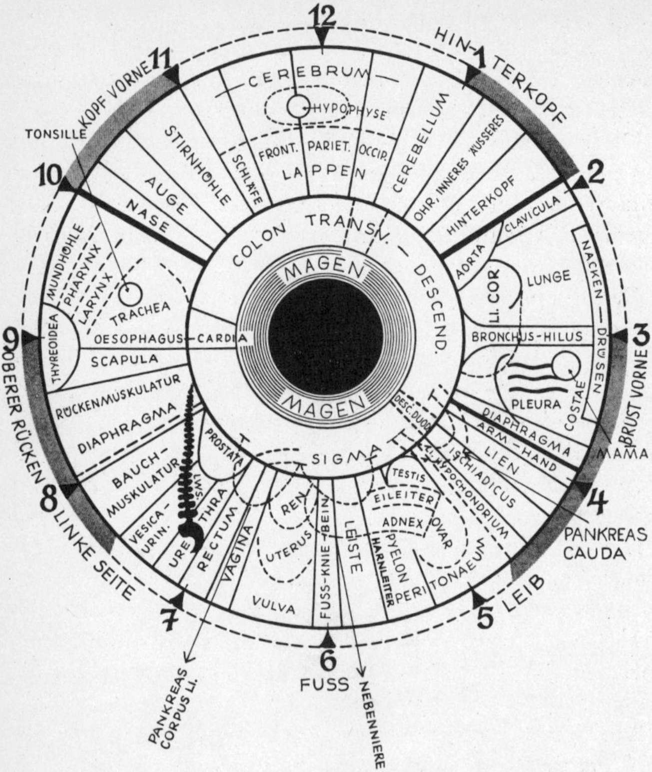

Topographie der linken Iris nach Josef Deck, 1965

Wenn der *bios* in seiner generellen Entwicklung einen Teil des Mosaiks in der Architektur der Welt darstellt, so sind die kleinen Einheiten genetisch und funktional mit dem Ganzen verbunden und manifestieren ihre Existenz in der ihnen gegebenen Sprache, mit Freude und Schmerz, Farbe und Laut, Spannung und Entspannung, Ausstrahlung und Anziehung.

Umgekehrt erhalten sie den Anstoß zur Ernährung und zur Erhaltung des Kosmos auf dem Weg über die Sinne. Der Mensch hält sich in einem kosmischen Spannungsfeld –

einem Ökosystem, wie man heute sagt –, und die Sinne sind Empfänger und Sender, die Sinnesorgane die Relaisstationen einerseits für die Möglichkeiten dieser Kräfteverbindungen, andererseits für programmierte Relationen.

Dieser kosmische Schwingungsschaltkreis erstreckt sich über Generationen und prägt so den Genotyp, der sich seinerseits, wenn er ins Leben getreten ist, dank seiner eigenen Programmierung im Kosmos zum Phänotypus entwickelt.

Genotypus und Phänotypus ergeben gemeinsam die psychosomatische Einheit des Individuums, die, ähnlich wie das mit seinem Kern im Zusammenspiel mit seinen Elektronen oszillierende Atom, den Kosmos im Zusammenspiel der Sinne berührt. Es sind diese Schwingungen und diese Verknüpfungen, die das Feld der Reflexe unserer Sinne ausmachen und die wir abzutasten und therapeutisch zu analysieren versuchen.

Die Iridologie und die Irisdiagnostik nehmen also einen immer bedeutenderen Platz in der Vielfalt der modernen Diagnoseverfahren ein. Auf ihr eigenes wissenschaftliches Risiko wünscht eine gewisse akademische Medizin gegenüber den erprobten Erfahrungen der Iridologen »blind« zu bleiben.

Wie *Gilbert Durand* in seinen *»Structures Anthropologiques de l'Imaginaire«* bemerkt: *»Die Verblendung wie die Rückständigkeit sind ein Mangel an Intelligenz«*, und *»das öffentliche Bewußtsein fügt Bezeichnungen wie ›einäugig‹ oder ›blind‹ spontan zahlreiche negative Bezeichnungen hinzu.«*[9] Gleichermaßen gibt es eine weitreichende Symbolik des Auges in der Literatur, und bei den Surrealisten kann man gar von einer Religion des Auges sprechen (»Das Auge hört mit«). Das Bild des Auges ist natürlich mit dem Symbol des Blickes verknüpft, wie wiederum *Gilbert Durand* bemerkt: *»Uns scheint, als stelle man sich einen Blick immer mehr oder weniger in der Form des Auges vor, selbst des geschlossenen*

9 G. DURAND: op. cit., 1. Teil, S. 101 f.

Auges.«[10] Die kluge Eingebung von *Walter Benjamin* mag in diesem Zusammenhang erwähnt werden, der gar von einem »Optisch-Unbewußten«[11] spricht, in dem das Drama, das Strahlen und die flüchtige Schönheit, die die gesehenen Bilder in unserer Erinnerung hinterlassen, ihren Ursprung nehmen.

10 G. DURAND: op. cit., 2. Teil, S. 170.
11 Walter BENJAMIN: *Das Kunstwerk im Zeitalter seiner technischen Reproduzierbarkeit,* Frankf./M. 1969, S. 50.

Bemerkungen zur Chirologie und zur Homöopathie

Unsere Studie wäre ohne ein Wort zur Chirologie nicht vollständig. Die Bedeutung des Begriffs geht auf *cheir* und *logos* zurück, das heißt die Kunst, Gedanken und Sorgen durch die Bewegungen und Gesten der Hände auszudrükken, und auch das Studium derselben. Die Chirologie unterhält einen »diskreten« Handel mit der Chiromantie, da die eine wie die andere versucht, den Menschen aufgrund der Gestalt seiner Hände zu beurteilen und zu erkennen. Man darf nicht vergessen, daß der ganze Mensch in jedem seiner Teile steckt. Auch ist gewiß, daß die gewohnheitsmäßigen Handlungen Spuren auf den Organen hinterlassen und daß man aus diesen Gewohnheiten die soziale Stellung und die individuelle Charaktertendenz ablesen kann. Es wäre jedoch ein Irrtum anzunehmen, daß man, weil man eine so und so gestaltete Hand habe – runzlig, faltig, geädert, glatt oder gemasert, weich oder hart, schwielig oder samten –, diesen oder jenen Charakter, jene Leidenschaft, jene Krankheit, jene Eignung besitze. Doch alle diese Dinge zeichnen sich mehr oder weniger ausgeprägt auf den Händen ab und hinterlassen eine Art Stempel, der für jemanden, der sich dies zum Forschungsziel gesetzt hat, leicht zu lesen ist. Und dieser Stempel, der zunächst flüchtig ist, wird irgendwann unauslöschlich.

Die Orientalen, denen in dieser Hinsicht *Albertus Magnus* und *Agrippa von Nettesheim* folgten, verknüpften Moral und Physiologie. Ihre Beurteilung des Individuums basierte auf der Untersuchung einer seiner Hände. In der Medizin wie in der Chiromantie wird meistens die linke Hand betrachtet.

Diese traditionelle Bevorzugung geht nicht, wie man gemeinhin anzunehmen geneigt ist, darauf zurück, daß es die dem Herzen nähere ist, sondern darauf, daß sie in früheren Zeiten vor den Veränderungen (Schwielen, Verletzungen usw.) geschützt war, denen die rechte Hand durch das Handhaben von Waffen und Werkzeugen ausgesetzt war. Einige Chiromantiker gehen davon aus, daß die natürlichen Dispositionen an der linken Hand zu erkennen seien, während die rechte die trotz oder wegen der Disposition des Subjektes zur Ausführung gelangten Handlungen zeige. Diese Symbolik der rechten und der linken Hand interessiert *Roger Caillois* in seiner Arbeit »Cohérences aventureuses«. Nach ihm *»verfügt das Spektrum der symbolischen Antithesen zwischen der rechten und der linken Hand in keiner Weise über so eindeutige morphobiologische Grundlagen«*. Somit, so fährt er ein wenig weiter unten fort, *»ist alles, was rechts ist, glückvoll und alles, was links ist, verflucht. Die rechte Hand ist nicht nur die stärkere und geschicktere, ... sie ist auch die des Schwures und der Loyalität, der Rechtschaffenheit, der Aufrichtigkeit. Das Recht ist die Grundlage der Justiz und der Legitimität. Die linke Hand dagegen steht für Ungeschicklichkeit, Unglück, Verrat, Meineid, für etwas Krummes, Linkes, Unloyales, Verwerfliches, Finsteres. Die Rechte ist edel und Vorzeichen für Glück, die Linke schändlich und schlechtes Omen. Linkshänder bilden überall nur eine verschwindende Minderheit. In primitiven Gesellschaften wurden sie verfolgt, wenn nicht gar umgebracht, in zivilisierten Gesellschaften werden sie häufig behindert und umerzogen.«*[1] Dieses Zitat, das es an dieser Stelle verdient hat, vollständig wiedergegeben zu werden, faßt die unterschwellige Symbolik und die Vorstellungen zusammen, die mit der rechten und der linken Hand einhergehen.

1 Roger CAILLOIS: *Cohérences aventureuses.* La dissymétrie. Y. La droite et la gauche. NRF Gallimard, collection Idées Nr. 359, Paris 1976, S. 256 und 257. Im Zusammenhang mit der an die Hand geknüpften Symbolik siehe auch Gilbert DURAND, op. cit. S. 153 und 161.

Die Hand erlaubt, ohne große Schwierigkeiten auf Geschlecht und Alter der Person zu schließen. Die Kinderhand unterscheidet sich von der des Erwachsenen ebensosehr wie die des Mannes von der der Frau. In der Medizin des antiken Griechenland wies eine Behaarung auf Stärke und manchmal auf das Alter und gewisse Leidenschaften hin. Die Hautfarbe zeigt ziemlich deutlich eine lymphatische oder muskuläre, leicht erregbare oder sanguine Konstitution. Der Puls bringt die Herzenergie zum Ausdruck, und seine Frequenz erlaubt Rückschlüsse auf die Gesundheit und manchmal sogar auf den Gemütszustand. Das Hervortreten der Venen weist im allgemeinen auf Schwerarbeit, Veranlagung, große Magerkeit, Atembeschwerden, einen Tumor oder Narben im Bereich der Achselhöhle und manchmal auf gewisse Sorgen und Beunruhigungen, eine Herzkrankheit oder Armut hin. Die Handlinien mit den Bezeichnungen »Lebenslinie«, »Kopflinie«, »Gesundheitslinie«, »Herzlinie«, »Glückslinie« entstehen aus der Muskelkontraktion, deren Energie sie entsprechend tief ausprägt, und die infolgedessen erlauben, die Langlebigkeit einer Person vorauszusagen. Das Relief oder die Hügel, die mehr oder weniger stark hervortreten, deuten auf die Lebenskraft hin und entsprechen folgenden sechs Planeten: Jupiter, der auf Ehrgeiz hinweist, Saturn auf Unabhängigkeit, Merkur auf Arbeit, Mars auf Festigkeit, der Mond auf Phantasie, Venus auf Liebe und schließlich der Sonnen- und Apollohügel auf die Künste.

Im *»Dictionnaire de la Conversation«* erläutert *Isidore Bourdon,* wie auch die Fingernägel gewisse Hinweise auf den Charakter und auf den Gesundheitszustand liefern: »... ihr weißer Halbmond«, schreibt er, »zeigt recht deutlich die soziale Stellung, ihre Farbe das Temperament, ihre Regelmäßigkeit die Kultiviertheit sowie körperliches und seelisches Gleichgewicht; lang deuten sie auf Müßiggang hin. Der Geizhals und der Trinker vernachlässigen sie, der Spieler und der Hypochonder deformieren und martern sie, der Sinnliche verschönt sie, der nervöse, besorgte Mensch verstümmelt sie, der Neidische macht das Nagelbett blutig. Beim Städter sind sie länger, beim Landbewohner abgerundeter. Ich habe mich oft erschreckt, wenn ich an einer erkälteten Person runde, konvexe und sozusagen wie die Blätter des Pfennigkrauts geformte Fingernägel entdeckte: solche Fingernägel erscheinen oft im Falle von Tuberkulose.«[2]

Diese besondere Aufmerksamkeit auf das winzige Detail charakterisiert einen ganzen medizinischen Wissenskomplex, der im allgemeinen als zweitrangig betrachtet wird, von dem man jedoch sagen kann, daß darin der ganze Respekt für die individuelle Einzigartigkeit, die den Menschen ausmacht, zum Ausdruck kommt.

Wir haben in diesem Abschnitt einige historische und symbolische Hinweise angeführt, die im Zusammenhang mit den therapeutischen Kenntnissen stehen, die sich daraus ergeben. Und da sie aus okkultistischen Lehren und einem fragmentarischen, mythischen Wissen entstanden sind, haben die wichtigen Grundlagen der Irisdiagnostik und der Chirologie keine bemerkenswerten Veränderungen durchgemacht.

Alles in der Natur ist Strahlung! Sie belebt, und sie steht in enger Verbindung mit den kosmischen Kräften. Alles, was sich konstituiert hat, die Natur oder die Form, sind nichts als Verknüpfungspunkte einer kosmischen Dynamik. Jedes Geräusch, jeder Ton, jeder Vokal, jede Zahl, alles, was man sich vorstellen kann, erscheint mehr oder weniger als eine Kräftekonzentration, deren Strahlung harmonisch wirken kann oder auch nicht.

Wenn es eine äußere Strahlung gibt, so gibt es auch eine innere! Praktische Erfahrungen aller Art haben bestätigt, daß solche Strahlungskräfte mit unterschiedlichen Polaritäten im Menschen wirken und sich dank eines Trainings und eines Willensaktes projizieren lassen, so daß sie ihre

2 Isidore BOURDON, in: *Dictionnaire de la Conversation et de la Lecture*, Band 14, Belin-Mandar, Paris MDCCCXXXIV, S. 139.

Wirksamkeit entfalten. Hypnoseexperimente haben erwiesen, daß der gegenseitige Einfluß von Körper und Psyche ebenfalls als ein konstantes Gesetz betrachtet werden muß.

Jede einzelne Körperzelle erscheint somit als eine kleine organisierte Welt, die fähig ist, Strahlungsenergie auszusenden. Die Frage, ob man das Problem der zellularen Seele in den Chromosomenkorpuskeln oder in der Medizin zu suchen habe, ist nicht bedeutsam. Der menschliche Körper ist eine wirksame Antenne für menschliche und kosmische Kräfte, aber gleichzeitig auch ein Organ des Magnetismus und der Transmutation für vielfältige Interaktionen.

Gewisse Zentralpunkte, das Geflecht des sympathischen Nervensystems, bilden dank ihres besonders beeinflußbaren Charakters die Spezialorgane und liefern damit den experimentellen Beweis dafür, daß die Vertauschung der Pole dieser Strahlungszentren dank der idealen Welt ebenfalls möglich ist.

Der SOLARPLEXUS ist gewiß das wichtigste Funktionszentrum im Universum. Solche Strahlungszentren sind nach anatomischen Gesetzen im menschlichen Körper verteilt. Die östliche Philosophie scheint darüber mehr zu wissen, da sie die esoterische Entwicklung des Menschen auf diesen Erfahrungen aufgebaut hat.

Die Nervengeflechte besorgen die Regulierung und den Austausch magnetischer Kräfte im Menschen und bilden die Kondensatoren, Verteiler und Transformatoren der Nervenkraft, die im Hindu *Prana* genannt wird.

Der Mensch ist also mit der kosmischen Energie verbunden und ohne Unterlaß von Strahlungskräften durchdrungen, die seine Lebensfähigkeit dank eines geregelten, klaren Austauschs ermöglichen. Wenn im Nervengeflecht eine Störung auftritt, tritt sie ebenfalls in den Nervenzentren auf und beeinträchtigt die Lebensfähigkeit.

Jegliche Krankheit ist demnach eine Perturbation von Wellen, und in der Tat geht jeder akuten oder chronischen Krankheit eine Wellenperturbation im Nervengeflecht voraus.

Dies eröffnet neue Behandlungsperspektiven, wenn es gelingt, die Handlinien, die von diesen Vorgängen hervorgerufen wurden, zu lesen und die Heilung hier anzusetzen.

Es ist bekannt, daß die Nervenzentren der Hand enger mit dem Gehirn verbunden sind als die anderer Organe, mit Ausnahme von Augen, Lippen und Zunge.

In der Hand befinden sich verschiedene Nervenzentren, die sich nach kosmischen Strömungen regulieren. Da diese eng mit dem Gehirn und verschiedenen Organen verbunden sind, erzeugen die feinsten Nerven der Hand ständig Wellen und registrieren an bestimmten Stellen die Vibrationen des Körpers.

Das ergibt also ein Bild der Konstellation von Linien und Zeichen, die man ebenfalls auf der Hand wiederfindet. Sind nur wenige Linien und Zeichen vorhanden, so heißt das, daß es sich um eine ziemlich robuste Natur handelt, die die feinen Wellen nicht empfängt und nichts registriert.

Aus einer psychischen Erfahrung resultiert eine psychische Vibration unterschiedlicher Stärke, von der schwächsten, kaum wahrnehmbaren bis hin zu schweren Schocks. Diese Vibrationen teilen sich dem feinsten Nervengeflecht des Solarplexus mit und werden von dort an das gesamte Nervensystem übermittelt. Da dieses an die Blutbahnen und die verschiedenen Organe angeschlossen ist, werden auch diese beeinflußt. Schon mit wenig Beobachtungen kann man feststellen, daß Kummer und Sorgen ungünstig auf die Leber wirken, Ärger und Wut auf die Galle. Daraus resultieren Störungen und Leiden der betroffenen Organe.

Diese induktive Wissenschaft beruht auf Erfahrungen und Beobachtungen. Ihre Geschichte ist sehr alt. Sie wurde schon vor viertausend Jahren in China praktiziert. Auf dem Wege über die Assyrer und Babylonier gelangt sie bis nach Griechenland und Rom, von wo aus sie im elften Jahrhundert ganz Europa erreicht.

Ursprünglich war »das Lesen in der Hand« eine nur den Zigeunern, den Wahrsagerinnen und den Nomadenvölkern im allgemeinen zugestandene Fähigkeit, die sich entsprechend hoch bezahlen ließen für einen vagen Blick in die Zukunft.

Heute gibt die Wissenschaft zu, daß die Kunst des Handlesens ernstlich erlaubt, Charakterzüge zu interpretieren und in gewissem Maße das Schicksal vorauszusehen. Dennoch ist sie auch heute noch umgeben von einem Ruch von Magie und Geheimnis. Ein Weg zur Selbsterkenntnis führt über die Hand. Im Teil spiegelt sich das Ganze! In der Hand wie im Gesicht zeichnen sich die Tendenzen der Menschen im Rahmen ihres Schicksals ab.

In seinem *»Essay über die Heilkunst«* (1953) sagt der Schriftsteller und Philosoph *Salvador de Madariaga: »Die enge Verbindung zwischen Analyse und Naturwissenschaft war eine historische Notwendigkeit, doch nur als Entwicklungsstufe, die die Synthese in die Forschung eingeführt hat, eine Stufe, die längst überholt ist. Die homöopathische Medizin spielt für diese Vorbereitungstätigkeit in der Gedankengeschichte die Rolle eines Vorläufers eines synthetischen Zeitalters, das kurz bevorsteht.«*[3]

Je länger die Ankunft dieses synthetischen Zeitalters auf sich warten läßt, das heißt verhindert wird, um so deutlicher und unwiderruflicher sind die daraus resultierenden Konsequenzen. In der Tat befindet sich die analytische Wissenschaft, geblendet durch ihre sichtbaren Erfolge, ihre Materialien und ihre Eingriffe in die Natur, nicht in der Lage, die unsichtbaren Folgen unter einem synthetischen Gesichtspunkt in die Tiefe gehend zu betrachten. Das Gegenteil ist vielmehr zutreffend. In der Biologie beispielsweise betrachtet das analytische Denken die Natur schon als eine möglicherweise irrtümliche Konstruktion, die sie nach analytisch, statistisch und wissenschaftlich erarbeiteten Richtlinien zu verbessern versucht. Die daraus entstehenden Störungen schreibt sie nicht sich selber zu, das heißt ihrer Vorgehensweise, sondern wiederum dem Mangel an Perfek-

3 Salvador de MADARIAGA: *Essay über die Heilkunst*, 1953.

tion der Natur, den sie zum Ausgangspunkt weiterer Verbesserungen wählt, deren Folgen sie als alarmierende Zeichen von Störungen des Gleichgewichts registriert.

In durchaus vergleichbarer Weise bringt das analytische Denken die Medizin in die Gefahr, ihr Objekt, den Menschen, als eine potentiell irrtümliche Konstruktion anzusehen und ihn im Vertrauen auf ihren grandiosen Fortschritt und ihre immer wachsenden Möglichkeiten zu verbessern zu versuchen. Doch auch sie führt die aus diesem Denken entstehenden Störungen nicht auf sich selbst oder ihre Methode zurück, sondern auf die nach wie vor im Menschen vorhandenen Mängel und sucht in Forschung und Praxis in immer weitreichenderem Maße nach weiteren Verbesserungen. Sie registriert determinierbare Störungen ohne den Vermerk »Nebeneffekt und therapeutischer Schaden« oder »Therapiepathologie« und entwirft als Ziel oder Hoffnung eine Superwelt der präventiven Medizin, die den menschlichen Organismus aufgrund von klinischen und technischen Daten programmiert. Im Gegensatz dazu sieht das Denken des »synthetischen Zeitalters«, das in gewissen Bereichen der Biologie schon begonnen hat, die Natur als eine gegebene und positiv bewertete Ausgangsbasis, an die es sich zunächst hält und die es, wenn ein Eingriff notwendig wird, mit Hilfe all der Errungenschaften der analytischen Wissenschaft zu konservieren sucht.

Der Berliner Professor *Hertel* hat diese neue Denkweise klar zum Ausdruck gebracht: Die Fortschritte der Wissenschaft müßten zur Vermeidung von Entwicklungsirrtümern die Überlegenheit der organisch gewachsenen Strukturen und Funktionen, die die Natur im Laufe von Millionen von Jahren geformt hat, nach der genauesten Erkenntnis der Forschung als wissenschaftliche Voraussetzung annehmen. In der Medizin kommt die Denkweise dieses Zeitalters langsam auf, und hier erhält das Zitat von *Madariaga* über die homöopathische Medizin als den Vorläufer des synthetischen Zeitalters seine volle Bedeutung. Denn diese betrachtet den Menschen als gegebene und positiv bewertete Ausgangsbasis. Dem trägt sie in erster Linie Rechnung, vor allem, wenn ein Eingriff nötig wird, indem sie konserviert und alle Errungenschaften der Wissenschaft hierfür ausnutzt.

Schon die Kybernetik als objektive Wissenschaftssprache, die in der homöopathischen Medizin eingesetzt wird, bietet der Medizin des Zeitalters, das synthetisch zu denken gewillt ist, wirkliche Möglichkeiten. Diese Möglichkeiten dürften niemals zu einer fachlichen Superwelt führen, sondern zu einer Synthese in dem Sinne, den die Kybernetik darstellt.

Das Menschenbild, das für die Homöopathie seit *Hahnemann* eine unveränderte wissenschaftliche Voraussetzung ist, war bislang für die Medizin keine feststellbare Realität. Und dennoch ist sie die einzige, die die abgenutzten Konzepte der ganzheitlichen und psychosomatischen Medizin zu einer manipulierbaren Wirklichkeit führt. Da es inzwischen möglich wird, die beiden Richtungen von Forschung und Praxis als beinahe synchron zu betrachten, lassen sich die Probleme der akademischen und der homöopathischen Medizin nebeneinander betrachten und die Grundlagen der Medizin eines Zeitalters erarbeiten, das synthetisch zu denken in der Lage ist.

Für die akademische Medizin – eine analytische Wissenschaft – sind Krankheit und Diagnose das Zentralproblem, wobei der Mensch nur als Träger und sein Zustand als Folge der Begleiterscheinung der Krankheit betrachtet wird. Dies legt die Forschung und die Praxis fest. Bestimmend sind die allen Trägern der Krankheit gemeinsamen, typischen, verallgemeinerbaren und statistisch erfaßbaren Symptome. Die Indikationen individueller und spontaner Symptome am Menschen sind unbrauchbar, da sie nicht der klinischen Diagnostik entsprechen. Die schließlich klinisch erstellte Diagnose ist des Schlüssels beraubt, der eine exakte Therapie ermöglichte, was zu einer inexakten, langwierigen Behandlung mit einem zu breiten Spektrum zwingt.

Die erfolggekrönte klinische Behandlung hat als logischen Nebeneffekt die Verbesserung des Gesundheitszustandes

des Patienten. Für die homöopathische Medizin, im wesentlichen eine synthetisch denkende Wissenschaft, steht die Gesundheit des Menschen im Mittelpunkt, und die klinisch diagnostizierte Krankheit stellt eine Nebenwirkung, eine Folge, eine Störung, ein *Symptom* der gestörten Gesundheit dar, nicht aber die einzige Ursache.

Wie wir gesehen haben, sind die klinisch verallgemeinerbaren Symptome in ihrer Gesamtheit für eine klinische Diagnose evident, aber sie sind für die Analyse einer gestörten Ausgangssituation (GESUNDHEIT) von minderer Bedeutung. Die charakteristischen, spontanen, individuellen Symptome des kranken Menschen, die für die Anamnese und die Prognose der Disposition und der Reaktion ausschlaggebend sind, determinieren das persönliche Krankheitssyndrom, in dem die klinische Symptomatik nur den Platz einer unveränderlichen Variablen einnimmt. Dieses persönliche Krankheitssyndrom stellt schließlich den Schlüssel zu einer exakten Therapie dar. Dank seiner definiert man das Medikament *»pharmakon homomorphe«*, dessen Signalwirkung den gestörten Kreislauf des gesamten Organismus wieder an seinen Ausgangspunkt (die GESUNDHEIT) zurückbringt.

Die Wiederherstellung der Gesundheit hat als logische und konsequente Nebenwirkung die Heilung der klinischen Krankheit.

Wäre es nicht ein revolutionäres Forschungsergebnis, wenn es gelänge, dank homöopathischer, kybernetisch erfaßter Mittel die Vorstellung von Gesundheit der homöopathischen Medizin (auf der seit *Hahnemann* Pathologie, Experimente und Therapie basieren) zur Zentralvorstellung der gesamten Medizin zu erklären? *Gesundheit ist der Zustand völligen – körperlichen, seelischen und sozialen – Wohlbefindens, für dessen Höchstmaß jeder Mensch seine eigene Norm hat (Brockhaus).*[4]

4 Brockhaus 1953, Stichwort: Gesundheit.

Die kybernetische Beschreibung erlaubt eine Betrachtung des Gesundheitsgedankens nicht als ein exaktes, objektives, physiologisches Symptom, sondern als unveränderten Kreislauf, als ungestörtes psychosomatisches Gleichgewicht, als Ordnung, als Norm. In gleicher Weise ist es möglich, die Vorstellung von Gesundheit nicht nur im Sinne einer objektivierten klinischen Diagnose zu verstehen, sondern als subjektives, persönliches Krankheitssyndrom. Ein gestörter Kreislauf, ein verändertes psychosomatisches Gleichgewicht, eine Disharmonie im Menschen sind Vorstellungen, die den neuen Forschungsansätzen auf wesentlich umfassendere Weise Genüge tun als die des alten, geschlossenen Systems.

Von dieser Sichtweise ausgehend, ist es der Medizin des synthetischen Zeitalters möglich, das Phänomen der homöopathischen Medizin zu übernehmen und gleichwohl die von Generationen von Medizinern seit hundertfünfzig Jahren anerkannte Theorie und die seither unveränderte wirksame Therapie – als einen genialen Beitrag des Arztes *Hahnemann* zur Heilkunst – zu akzeptieren. Geraume Zeit hat die Homöopathie als nicht eingegliedertes Trauma den Weg der gesamten Medizin begleitet, die im allgemeinen wenig tolerant auf die zahlreichen marginalen Therapien reagierte. In der gleichen Weise wird der Homöopathie Unwissenschaftlichkeit vorgeworfen, und sie wird jedesmal auf der Grundlage von wissenschaftlichen Argumenten verdammt.

Die Homöopathie ihrerseits hat es im Verlauf der letzten hundertfünfzig Jahre nicht versäumt, ihre unveränderte wissenschaftliche Grundlage mit Hilfe von Vorstellungen, die auch für die akademische Medizin gelten, zu erklären. Von Anfang an war ihre Beziehung zur letzteren durch die unglückliche Benennung Allopathie – Homöopathie beeinträchtigt.

Wie man seit *Beers »Kybernetik«*[5] weiß, wurden diese Begriffe zunächst nur als Bezeichnungen für Therapieformen

5 Dr. G. BAYR: *Kybernetik, Haug-Verlag, Heidelberg 1957.*

innerhalb der Gesamtmedizin verstanden, doch die übermäßige Verwendung als Slogan hat sie im wahrsten Sinne zu bloßen polemischen Waffen degradiert. Es ist nicht abzustreiten, daß diese neue Periode der Medizin im synthetischen Zeitalter eine unvorhersehbare Aufgabe erwartet. Die medizinischen Methoden beabsichtigen die Untersuchung der Störungen der unterbewußten Steuerung im gesamten Organismus. Sie widmen sich somit einer neuen Definition der Therapieformen sowohl für die Klinik als auch für die Praxis und schließlich auch einer neuartigen Kontrolle der Grenzen zwischen dem Krankheitsprozeß und der Heilung im allgemeinen als optimalen Möglichkeiten.

Die Ideen der Kybernetik werden für dieses neue Zeitalter der Medizin unerläßlich sein. Die Kybernetik beschäftigt sich mit der Informationsübermittlung der Behandlung, der Durchführung und der Steuerung. Es handelt sich nicht um einen autonomen neuen Wissenszweig, sondern, in Anbetracht der Tatsache, daß man Phänomene in verschiedenen Bereichen untersucht, um eine neue Art zu denken. Erstaunlicherweise findet man in der Physik, der Biologie und der Soziologie die gleiche maßgebende, steuernde Funktion, so daß die alten Widersprüche zwischen dem Anorganischen, dem Organischen und dem Menschlichen heute ein wenig verblassen und sich eine überraschende Homogenität der Welt feststellen läßt.

Aber die Kybernetik ist nicht nur eine bestimmte Art zu denken. Sie durchdringt die Praktik, sie plant die Erstellung und die Durchführung eines Aktionsprogrammes, sie ist die Kunst, eine Aktion zu redigieren und zu steuern, so daß ihre Wirksamkeit garantiert ist.

Unter diesen Umständen ist es nicht erstaunlich, daß die Kybernetik den Arzt inspiriert. Der kranke Mensch ist also in gewissem Sinne ein gestörtes Steuersystem, das der Therapeut regulieren muß. Die kybernetische Denkweise eröffnet ihm in bezug auf den Patienten und die Medikamente neue Perspektiven, und die kybernetische Vorgehensweise kann die Wirksamkeit seiner Behandlung vergrößern. Der

Homöopathie fügt die Kybernetik eine besondere Dimension hinzu, da sie eine Annäherung kontroverser Probleme und neuer Ideen erlaubt. Die Informationstheorie wirft ein unerwartetes Licht auf die homöopathischen Medikamente, und auf diese Weise läßt sich die Dosierung in bezug auf die Wirkung einerseits und das wissenschaftliche Rätsel der enormen Kraft andererseits verständlicher machen. Die Theorie der Steuerung erklärt die homöopathische Pharmakodynamik mehr als ausreichend und vor allem die anderweitig unerklärliche Umkehrung der Wirkungen. Die Lehre einer auf ein denkbares System bezogenen Strategie erlaubt es, die Grundlagen der homöopathischen Forschung und Praxis klarer zu erkennen.

Hahnemann bediente sich natürlich der Ausdrucksweise seiner Epoche, um seine therapeutischen Konzepte vorzustellen. Sie war tauglich, seine Gedanken zu übermitteln und wurde von seinen dazu fähigen Zeitgenossen verstanden. In der darauf folgenden materialistischen Epoche verdrängte das kausale, analytische Denken alle anderen Aspekte. In dem Moment wurde *Hahnemanns* Ausdrucksweise nicht nur unverständlich, seinen Nachfolgern war es auch unmöglich, die homöopathischen Gedanken in dieses materialistische Bild der Welt einzupassen.

In jüngerer Zeit hat sich die wissenschaftliche Konzeption erneut gewandelt, und wir sehen mit Staunen die Möglichkeit, aufs neue die Gedanken von *Hahnemann* – dank der kybernetischen Denkweise – zu verstehen und zu formulieren. Die Homöopathie hat die Hahnemannsche Sprache fallengelassen, die uns heute nicht mehr direkt zugänglich ist. Sie hat auch die materialistische Sprache fallengelassen, mit der sie sich nicht verständlich machen konnte, und jetzt findet sie in der kybernetischen Sprache, an die sie sich natürlich anpassen muß, eine neue Ausdrucksmöglichkeit.

Der Magnetismus

Der Heilmagnetismus, die Wirkung magnetischer Kräfte, ist heute fast vollständig in Vergessenheit geraten. Indessen bietet der Magnetismus einen interessanten Blick auf die Vergangenheit. Sein Archetyp findet sich in den ägyptischen Mysterien. Hier verbindet sich der religiöse Kult mit der Heilung von Krankheiten. Es handelt sich von Natur aus um das gleiche, denn die Krankheit ist nichts als eine Unterbrechung der Beziehung zum Göttlichen, und der Kult vereint die im Irdischen gefangene Seele erneut mit der göttlichen Urquelle.

In diesen Mysterientempeln wurden Priester und Könige in die Weisheit initiiert, die die Astronomie, die Kunst des Regierens und die des Kriegführens mit einschloß. Sie lenkten das Schicksal der Dynastie und des Volkes. Die Architektur spiegelt die Kenntnis der astralen Welt wider.

Die Wissenschaft der Ägypter, soweit man die tiefgreifenden Mysterien mit unseren Mitteln des zeitgenössischen Weltbildes, Mathematik und Geometrie, zu verstehen vermag, zeigt eine kosmische Weisheit, in der das Volk lebte und der entsprechend es sich verhielt. Diese Weisheit regulierte den Nil, dessen Wasser die Felder dieser riesigen trockenen Erde bewässerten. Sie vollbrachte technische Leistungen, denen die Wissenschaft unserer Zeit nichts Vergleichbares entgegenzusetzen hat. Die Ägyptologie verliert sich in Vermutungen und Hypothesen, um herauszufinden, aus welchen Quellen diese Priesterkönige ihr Wissen schöpften.

Auf jeden Fall handelte es sich nicht um Mathematik oder Naturforschung im heutigen Sinne. Doch wir können annehmen, daß die ägyptische Heilkunst ein vergleichbares

Niveau hatte wie die heutige, selbst ohne unser anatomisches Wissen. Die anatomischen Kenntnisse lassen sich an ihren Skulpturen ablesen. Die Heilungen wurden dank spiritueller Kulthandlungen erreicht.

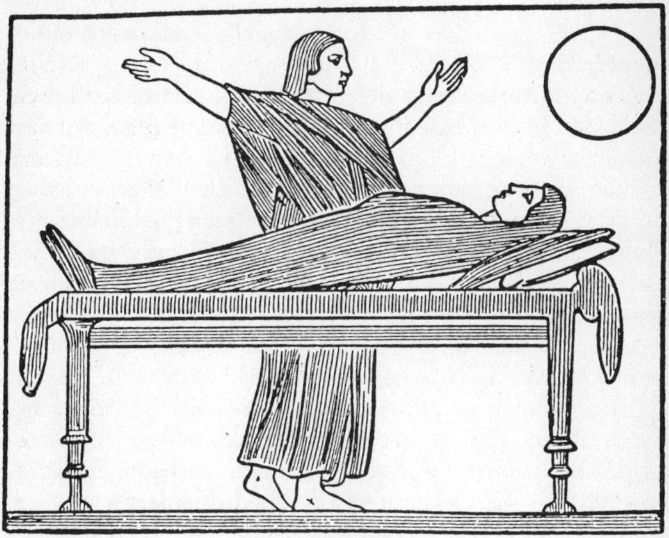

Anrufung. Ägyptische und etruskische Antikensammlung von De Caylus

Die Stätten der Mysterien sind im Laufe der Zeit verschwunden. Ihre Weisheit wurde zusammen mit den Dokumenten über ihre Beziehung zum Kosmischen begraben. Die passionierte Forschung hat zahlreiche Zeugen einer erhabenen Kultur entdeckt, insbesondere ein Werk, das wiedergibt, wie eine ägyptische Königin ihre Tochter dank »magnetischer Eigenschaften«, wie man diese Kulthandlungen heute nennt, von Kopfschmerzen befreit.

An die Stelle der niedergehenden Mysterienweisheit tritt dann ein Dämonenkult, der sich alter Kultpraktiken mit magischen Formeln bedient.

Im antiken Griechenland hatten die Mysterien andere Formen angenommen. Auch hier wurden die Kranken mit kultischen Praktiken und dem »Schlaf im Tempel« geheilt. Allerdings erlaubte die andersgeartete Geisteshaltung der Griechen auch die Erforschung von Mitteln aus dem Reich der Natur. Hier findet sich die Geburtsstätte eines außerordentlichen, legendären medizinischen Wissens, der Humoralmedizin.

Mit dem Aufkommen des Christentums fielen auch diese Mysterien in Ungnade; die Zeit ist gekommen, das Wort ist Fleisch geworden, Christus wandelt auf Erden. Seine Schüler, die Apostel, haben sich dem Göttlichen angeschlossen, der Retter lebt in ihnen und verleiht ihnen die erhabensten spirituellen Kräfte. Aus ihren segnenden Händen fließt eine heilende Kraft, und indem sie die Hand auflegen, heilen sie die schlimmsten Gebrechen in einem Augenblick.

Was sich einst im Schatten heiliger Mysterien abspielte, geschieht mit dem Christentum am hellichten Tage, auf der Straße, vor den Augen aller Menschen, mit dem von Glaubenskraft erfüllten Auflegen der Hände.

Bernhard von Clairvaux (geboren 1091) heilte Tausende von Blinden und Gelähmten. Im 14. Jahrhundert wurde den Königen von Frankreich die Fähigkeit, durch Handauflegen Menschen zu heilen, zuerkannt. Doch nicht nur sie, auch die englischen Könige besaßen, wie die Chronisten berichten, die Gabe zu heilen, und für Jahrzehnte stritten sich die Höflinge darüber, welches der beiden Königshäuser besser zu heilen verstand.

Es ist erwiesen, daß die französischen Könige außerordentliche Heilungen vollzogen, und nicht nur Menschen wie *Robert der Fromme* oder der *heilige Ludwig*, sondern auch leidenschaftliche Gegner des Papsttumes wie *Philipp der Schöne*.

Der Mönch *Yves de St. Denis*, der in seiner letzten Stunde bei ihm war, hat eine Schilderung des Todes von *Philipp dem Schönen* hinterlassen. *»Der sterbende Herrscher ließ seinen ältesten Sohn rufen. Ganz im geheimen, nur in der Gegenwart* *seines Beichtvaters, zeigte er ihm, wie man die Kranken zu berühren hat, und lehrte ihn die heiligen Worte, die er selbst bei dergleichen Berührungen zu sagen pflegte. Er sagte ihm auch, daß er die Kranken nur mit dem größten Respekt, in aller Reinheit und Heiligkeit, mit reinem Gewissen und reinen Händen berühren dürfe.«*

Ludwig XIV. und *Ludwig XV.* haben Heilungen von Skrofulose und Hautkrankheiten durchgeführt, über die wir zahlreiche offizielle Zeugnisse besitzen. In dem Bericht der Chigi-Gesandtschaft des Jahres 1664 kann man lesen: *»Solche Wunder vollbringt der König nicht nur in seinem Königreich, sondern auch im Ausland.«*

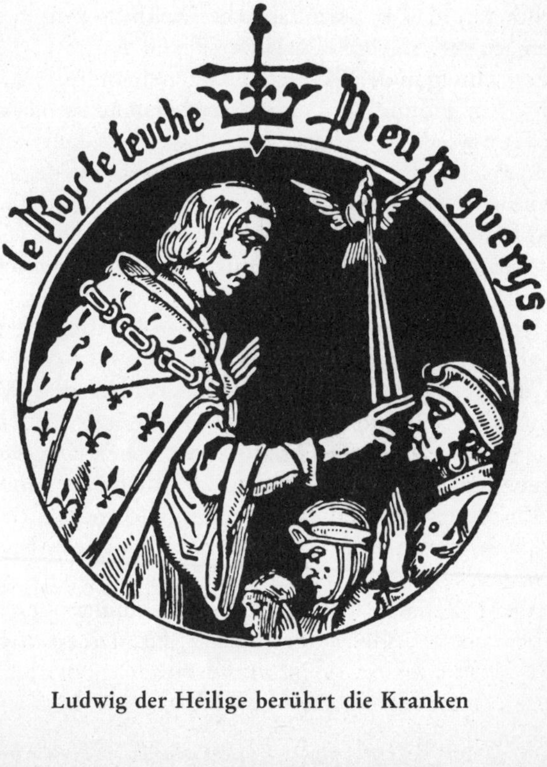

Ludwig der Heilige berührt die Kranken

Während der König *Johann II. der Gute* nach der unglücklichen Schlacht von Maupertuis im Jahre 1356 sehr lange Zeit als Gefangener in England weilen mußte und *Franz I.* nach seinem vergeblichen Angriff auf Pavia (1525) als Gefangener der Spanier in Madrid festgehalten wurde, profitierten die Engländer wie die Spanier von dieser guten Gelegenheit. Tatsächlich heilten die beiden Könige zahlreiche Kranke im Ausland.

Über unbekannte Kanäle taucht im Mittelalter, parallel zu den beschriebenen Zeremonien, die Kenntnis mysteriöser Praktiken auf, die von verschiedenen Geheimorden ausgehen. In dem Maße, in dem die Kraft des Glaubens nachläßt, erwacht eine Neigung zu Kenntnis und Wissenschaft, der Widerspruch zwischen Glauben und Wissen vertieft sich zunehmend, das kopernikanische Weltbild verdrängt das ptolemäische; Alchemie, Heilkunst und Astrologie führen ihre Forschung in der Isolierung von Geheimorden fort, um die alte Verbindung über ein weises Verständnis der spirituellen Welt wiederzufinden.

Der große Arzt *Paracelsus* befindet sich auf dem Höhepunkt dieser Zielsetzung. In den Schriften gewisser Geheimorden finden sich auch komplizierte Hinweise auf verschiedene *»atrichartes«* in Verbindung mit Gebetsformeln, die darauf hinweisen, daß man die Kranken nur in bestimmten Momenten und unter gewissen astralen Konstellationen behandeln dürfe.

In der Welt draußen nutzen sich Glauben und Weisheit immer weiter ab und finden Asyl im Schutze der Kirche.

Die Welt gräbt einen Abgrund zwischen Glauben und Wissenschaft oder, anders gesagt, zwischen Herz und Kopf. Das Wissen triumphiert: Mathematik, Geometrie, Astronomie, Naturwissenschaft, Physik ersetzen die alte Einheit.

Descartes, *Bacon*, *Hume* und andere eröffnen das wissenschaftliche Zeitalter. Es folgt das Jahrhundert des Lichts. Der Voltairesche Geist durchdringt die Massen. Plötzlich, im letzten Drittel des 18. Jahrhunderts, erregt der Magnetismus die Gemüter in ganz Europa.

Der Arzt *Franz Mesmer* bricht mit seiner Erneuerung altägyptischer Kulte herein, die wie ein fossiles Überbleibsel einer untergegangenen Kultur inmitten eines neuen Zeitalters erscheint. Er vollzieht erstaunliche Heilungen, die indessen niemals ein lokales Verständnis der wirkenden Heilkräfte übersteigen und somit von dem Organismus, der in seiner Epoche lebt, als fremdartig erfahren werden.

Man läßt sich in die Irre leiten, wenn man ausschließlich die unverstandenen Gebetsformeln betrachtet, die *Mesmer* tatsächlich aus Schriften des 15. und 16. Jahrhunderts bezogen hat. Es ist die Fälschung einer unverstandenen Weisheit!

Aus Wien vertrieben, bringt *Mesmer* seine Entdeckung im Jahre 1778 nach Paris. Dank der mysteriösen Düsternis, mit der er seinen Magnetismus umgibt, und auch dank außergewöhnlicher Heilungen gelingt es ihm, die große Attraktion in Paris zu werden. Seit jener Zeit leidet der Magnetismus unter der Meinung, die sich die Nachwelt aufgrund der mysteriösen Praktiken von *Mesmer* gebildet hat.

Als der Magnetismus in Frankreich eine beträchtliche Ausbreitung erfuhr, die zu allen Arten von Mißbrauch führte, intervenierte eine wissenschaftliche Kommission auf Anordnung des Königs, die die Mesmersche Lehre als Scharlatanerie verdammte. Das Publikum ergriff um so leidenschaftlicher Partei für *Mesmer* und überschüttete ihn aufgrund seiner zahlreichen Erfolge mit übertriebenen Lobpreisungen. Man sah in ihm einen Mann, erfüllt von ägyptischer Weisheit, einen Wohltäter der Menschheit. *Marie-Antoinette* und mit ihr der französische Hof gehörten zu seinen Kunden.

Die Kuren von *Mesmer* hatten einen reichlich mystischen Anschein. Er arbeitete nicht nur mit dem Auflegen seiner eigenen Hände oder einem Eisenstab, den er aus einer gewissen Entfernung auflegte, sondern er verband die Kranken auch über Fäden mit Dosen, aus denen er den im Kreis sitzenden Kranken unsichtbare Magnetkraft sendete. Er versetzte sie in einen merkwürdigen Zustand zwischen Wachsein und Schlaf oder, in einem mit Matratzen gepolsterten

Raum, in so heftige Zuckungen, daß sie sich von einer Ecke in die andere warfen. Ein einziger Blick von *Mesmer* genügte, um sie in diese Zustände zu versetzen. Er verstärkte den Effekt noch, indem er die Behandlungsräume mit farbigem Dämmerlicht erleuchtete und mit Musik untermalte.

Kurz gesagt, *Mesmer* verkaufte die bis dahin geheim gebliebene Lehre an alle Welt. Die französischen Ritter machten maßlosen Gebrauch vom Magnetismus für ihre Abenteuer; Scharlatane, die keine wirklichen Kenntnisse besaßen, schlachteten den inzwischen zu merkantiler Berühmtheit gelangten Magnetismus weidlich aus. Die Französische Revolution setzte dem zweifelhaften Kampf der neuen Doktrin ein Ende.

Zum Verständnis der humanistischen Sichtweise der Epoche ist auch noch zu erwähnen, daß der große Philosoph Arthur Schopenhauer den Magnetismus nicht in Abrede stellt.

Was kann eine solche Epoche mit der Erneuerung von seit langer Zeit untergegangenen Mysterien anfangen? Die griechischen Orakel spiegelten sich darin mit ihrer Pythia, und das Geheimwissen der ägyptischen Heilkundigen tauchte darin in dekadenter Form auf.

Das naturwissenschaftliche Zeitalter nimmt seinen Anfang etwa um die Mitte des vorigen Jahrhunderts. Seine unerwarteten Triumphe in der Erschließung und Eroberung der Welt der materiellen Gegebenheiten greifen auf den Bereich des Lebendigen über, wo es beim Nachdenken über sich selbst hätte begreifen müssen, daß es hierfür nicht kompetent ist. Es bestimmte dem Magnetismus die zu Anfang erwähnte Rolle. Es blieb nichts mehr davon übrig, ohne jedoch erreichen zu können, daß er vollständig vernichtet würde. Ausgehend vom Somnambulismus entwikkelt sich die moderne Wissenschaft der Hypnose, die absolut nichts mit dem magnetischen Schlaf früherer Zeit zu tun hat.

Alle außergewöhnlichen Phänomene des Magnetismus lassen sich mit Suggestion erklären, ausgelöst durch das

Lächeln dessen, der alles weiß wie längst überholte Fakten. Man sollte jedoch wissen, was man sich selbst als intelligenter Mensch mit aktuellem Wissen schuldig ist!

Der Heilmagnetismus hat nichts mit der Hypnose und ihrer therapeutischen Anwendung zu tun. Für den Magnetismus erscheint die Entwicklung, die die Anwendung der Hypnose in Gang gebracht hat, eher abwegig, da sie in die unberührbaren Sphären des Bewußtseins und des Willens des Menschen eindringt und seine Autonomie schwächt. Die Tatsache, daß der Magnetismus einen solch bedenklichen Nachlaß hervorgebracht hat, hat einen Grund.

Die Hypnose stützt sich auf eine autorisierte Verengung der Bewußtseinssphäre, wobei sie von einer Erweiterung und einer Erfüllung nicht nur beim Patienten, sondern auch beim Arzt abhängig bleibt. Wenn man wirklich den Grundcharakter unserer ausschließlich durch das Denken geformten Wissenschaft betrachtet, so kann nur das intellektualistische Element davor bestehen: heute, wo unser wissenschaftliches Streben ein mehr und mehr von Gefühl und Willen entblößtes Denken erreicht, steht es folglich jeglicher sogenannten subjektiven Intervention in die menschliche Natur entgegen.

Die zeitgenössische Forschung glaubt ihre Stärke und Überlegenheit genau dort zu besitzen, wo wir ihre Grenzen sehen. Unsere Wissenschaft wirft die Kunst und die Religion jeweils auf sich selbst zurück. Man hat eine Fiktion geschaffen, derzufolge Kunst und Religion nichts mit Wissenschaft zu tun haben, während die fruchtbare Entwicklung unserer Forschung und die Lösung für die Aufgaben, die uns in der Welt gegeben sind, von der Tatsache abhängen, daß alle geistigen Kräfte in harmonischer Weise entwickelt werden. Heutzutage ist es nicht der ganze Mensch, der an der wissenschaftlichen Arbeit teilhat, welche nur zu einem kleinen Teil unser gegenwärtiges Leben auf dem Wege der Technik darstellt. Eine Entwicklung der Gefühls- und Willenskräfte, die an der Basis von Kunst und Religion stehen, wäre dringend vonnöten – eine Entwicklung, die der Kraft unseres

Denkens entspräche. Die Schäden des Intellektualismus gehen nicht nur auf diesen selbst zurück, sondern auch auf einen Mangel an Gefühls- und Willenssphären.

Die Organisation des Menschen ist mit allen Kräften der Welt gebaut. Er wird aus den Massen und den Rhythmen der Weltordnung geboren. Der Mensch atmet ungefähr 18 mal pro Minute, das heißt 25 920 mal pro Tag. Das Menschenleben dauert die gleiche Anzahl Tage, wenn er 70–71 Jahre alt wird. Das, was man das platonische Sonnenjahr nennt, dauert 25 920 Jahre. Diese Zeit braucht die Sonne, um alle Sternzeichen zu durchlaufen. 365 Menschenleben entsprechen einem platonischen Jahr, also entspricht ein Menschenleben (71 Jahre) einem Tag im platonischen Jahr. Ein Atemzug im Menschenleben entspricht also einem Tag des Sonnenjahres.

Nur der Mensch, der sich mit seinem Wissen diesen Weltkräften zugewandt hat und der sich bemüht, seine Gefühle, seinen Willen wie auch sein Denken rein zu halten, kann behaupten, den Weg der Erkenntnis eingeschlagen zu haben.

Goethe betrachtete seine naturwissenschaftlichen Schriften als ebenso bedeutsam wie seine großen Gedichte. Er maß seiner Farbenlehre sogar größere Bedeutung bei als seinem »Faust«.

Der Arzt *René Kausch* (Lissabon) hat in der CIBA-Rundschau (9. Jahrgang, Heft Nr. 105) eine sehr verdienstvolle Arbeit über den Mesmerismus veröffentlicht.

Die Medizin zwischen heute und morgen

Im Laufe von Jahrtausenden können wir sehen, wie sich vor uns und auf uns kommend eine außerordentlich lebendige, wandlungsreiche Heilkunst abrollt. Viele Kenntnisse und Errungenschaften gingen unterwegs verloren, sie tauchen auf und verschwinden wieder aus unserem Bewußtsein. Ohne Unterlaß entsteht Neues in der Forschung, es wächst organisch und trägt uns unbekannten Horizonten der Zukunft entgegen. Doch in der Zwischenzeit bleiben die Grundstrukturen der medizinischen Eingriffe unbemerkt, die sich seit Jahrtausenden nicht gewandelt haben. Der Psychotherapeut, der Vagabund *Paracelsus,* der ambulante hippokratische Arzt wie auch der Schamane denken und arbeiten für die gleiche Sache.

Die stürmische Entwicklung unserer Epoche zeigt uns auf dramatischere Weise als unsere gesamte Geschichte, wie schnell sich die neuesten Errungenschaften der Diagnostik überholen lassen, mit welcher Geschwindigkeit der letzte Schrei in der Therapie veraltet, in welch extremer Weise sich die Meinungen in einer Diskussion konfrontieren. Im Laufe der Jahrtausende sind viele Errungenschaften ganz natürlich assimiliert worden; andere haben sich ebenso natürlich verloren. Manche unter ihnen wurden einfach verworfen, gerieten in Vergessenheit oder warten darauf, dem Verstehen erneut zugänglich zu werden.

Doch wenn die Geschichte uns etwas lehrt, so eine innere Distanz zu den aktuellen Dimensionen, deren historische Strukturen alles andere als wissenschaftliche Mittel waren. Der Heidelberger Philosoph *Karl Löwith* drückte sich folgendermaßen aus: »*Sich inmitten der Geschichte an ihr orientieren zu wollen, das wäre so, wie wenn man sich bei einem Schiffbruch an den Wogen anhalten wollte.*«[1] Dies besagt, daß man, von historischen Fakten ausgehend, keine festen Positionen einnehmen, sondern sie lieber als einen Halt auf einem Wege, als Momente eines Prozesses betrachten sollte, der fortdauert und einen mitzieht.

Der zeitgenössische Arzt sieht sich einer ständigen Wandlung unterworfen. Gewaltige Massen von Einzelkenntnissen und neuen Beobachtungsmöglichkeiten ergießen sich täglich über den menschlichen Geist, ohne daß dieser noch in der Lage wäre, sie alle zu integrieren. Die Forschung hat mit ihren theoretischen Konzepten solche Ausmaße erreicht, daß man sie nur noch mechanisch registrieren, aber nicht mehr wirklich assimilieren kann. Auch in der Praxis geht es so sehr um erreichte Fortschritte, daß es einem Arzt bald völlig unmöglich sein dürfte, einen Menschen mit gutem Gewissen als vollständig gesund zu erklären.

Auf der anderen Seite können wir mitansehen, wie diese so wissenschaftliche Medizin praktisch vor unseren Augen auseinanderfällt. Und, was noch schlimmer ist, wir müssen zugeben, daß unsere Ärzte nicht auf die spirituellen Notwendigkeiten der Zukunft vorbereitet sind, daß die Universitäten diese Aufgabe nicht bewältigt haben.

Das zeitgenössische Wissen ist erschreckend reichhaltig geworden, doch gleichzeitig erstaunlich konfus. Alle entdeckten Einzelelemente haben eventuell noch ihren Bezugsbereich und einige Nachbaraspekte, doch keinen gemeinsamen Wert der Gesamtheit mehr. Das wirkt sich gravierend auf die Praxis aus.

Der Arzt gehört zu einer, ach, zu menschlichen Welt; er ist ein so natürlicher Teil von ihr wie das Wasser und das Brot. Er wird immer als Zeuge der großen Szenen des Lebens herbeigerufen, Zeuge einer Geburt und des Todes,

1 Karl LÖWITH: Gesammelte Abhandlungen, Stuttgart 1960, S. 163.

der Höhen und Tiefen, Zeuge aller Krisen und, vor allem, der Krankheit.

Wir können den Arzt nur als einen interessierten Spezialisten ansehen. Er interveniert nur, wo und wenn es nötig ist. Er versucht, die Misere zu verändern und das konkrete Alltagsleben zu gestalten. Seine Aufgabe ist es, zu verändern, wie *Paracelsus* sagte. In der Tat ist die Medizin, da der Arzt ständig die Kultur weitergegeben und dirigiert hat, indem er sich mit dem Leib und mit der Familie befaßt hat, ein Kulturfaktor erster Ordnung.

Die Geschichte der letzten hundert Jahre ist für einen Medizinhistoriker »schwer zu verdauen«; sie ist wesentlich komplizierter als die gesamte Medizin zwischen *Hippokrates* und *Paracelsus* einschließlich, ja sogar zwischen *Hammurabi* und *Freud*. Hier liegt ein Paradox, ein Dilemma. Ist das, was unsere Urgroßeltern über die Heilkunst dachten, nicht längst überholt? Ist von der Medizin des vergangenen Jahrhunderts irgend etwas übriggeblieben?

Wenn die Medizin in der Zukunft eine Wissenschaft bleiben will, so wird sie sich nicht mehr an die von der Naturwissenschaft gesetzten Dimensionen halten dürfen. Ohne Zweifel muß sie die Grenzen sprengen und sich spezialisieren, doch gleichzeitig kann die Gefahr einer Sprengung der Grenzen nur durch eine bewußte, erfolgreich geplante und vorhergesehene Integration abgewendet werden.

Nur die Erschaffung eines solchen Gegengewichtes kann zu einem Bezugssystem führen, und dieses übergeordnete System kann weder ausgehen von den Disziplinen der Naturwissenschaften noch von komplementären Methoden noch von deduktiven Richtlinien, sondern muß aufgrund des Phänomens MENSCH konstruiert werden.

Und vor allem wird die Medizin als Experimentalwissenschaft nicht mehr lange an den Erfahrungen der Philosophie vorbeigehen dürfen. In unseren Tagen wird die Medizin vom Praktiker noch immer als Lehre der Ursachen, der Wirkungen und der Behandlung von Krankheiten verstanden. Darüber hinaus versetzt sich der Kranke selbst mehr und mehr als individuelles Objekt in den Mittelpunkt der wissenschaftlichen Optik. Mit diesem Objekt sind die Spiritualität des Menschen und ihre Geschichte unlösbar verbunden. Der wissenschaftliche Ausgangspunkt wäre also nicht mehr der dem Menschen gegebene Körper, sondern die Tatsache, daß er dieser Körper ist. Als Körper ist der Mensch weder ein Objekt der materiellen Natur noch eine psychische Abstraktion. Sein Verhalten wird somit ein eigener wissenschaftlicher Gegenstand.

Die theoretische Grundlage der Heilkunst konnte im 16. Jahrhundert noch von der Anatomie geleistet werden *(Vesal)*, im 17. Jahrhundert von der Physiologie *(Harvey)*, im 18. Jahrhundert von der Pathologie *(Morgagni)*. Im 19. Jahrhundert wurde sie noch vor dem Hintergrund der Zellpathologie *(Virchow)* erfüllt, um dann erstaunlich schnell zu verschwinden.

Zu Beginn dieses Jahrhunderts haben die Sozialwissenschaften oder eine an der Psychoanalyse orientierte Psychologie die von der Theorie hinterlassene Leere gefüllt. Im kommenden Jahrtausend sollte es eher eine anthropologische Medizin geben, die der Medizin die von einer praktischen Heilkunst dringend benötigten Strukturen liefert.

Die vornehmlichste Aufgabe einer Medizingeschichte wird es in Zukunft sein, die Fähigkeit zu besitzen, nicht nur den Fortschritt zu konstatieren, sondern auch die Entwicklungsirrtümer aufzudecken und die Entwicklungsbedingungen zu analysieren; sonst wird eine moderne Heilkunst den Anforderungen der Zukunft nicht gewachsen sein.

Dient die Medizin, im Lichte der Geschichte betrachtet, nicht ausschließlich der Praxis? Einer übergeordneten Praxis, wie *Goethe* sehr wohl erkannt hat. *»Nur durch eine erhöhte Praxis sollten die Wissenschaften auf die äußere Welt wirken: denn eigentlich sind sie alle esoterisch und können nur durch Verbessern irgendeines Tuns exoterisch werden.«*[2] Das Panorama der Welt, in der wir leben und leben müssen, hat

2 GOETHE: Naturwissenschaftliche Schriften, 2. Teil, Zürich, 1952, S. 736.

sich über Jahrtausende entwickelt und erst durch ein Werden Farbe angenommen. Ist es nicht die Geschichte einer Gedankengenese, von der *Nietzsche* sagt: *»Bei all diesen Konzepten wird sich der konstante und mühselige Prozeß des Denkens, der am Ende seinen Triumph in der Geschichte der Gedankengenese erfahren wird, einst auf definitive Weise erfüllen, und das Resultat könnte in diesem Satz enden: Was wir heute Welt nennen, ist das Ergebnis einer Vielzahl von Irrtümern und Phantasien, die sich nach und nach in der Gesamtheit der organischen Wesen ergeben haben, die sich vermischt haben und uns nun als der Schatz einer ganzen Vergangenheit übertragen wird, als Schatz, denn darauf basiert der Wert unserer Humanität.«*

In Frankreich kann sich die Erforschung der Grundlagen auf eine große Zahl ausgezeichneter Forscher stützen, deren Namen in der Medizingeschichte berühmt geworden sind. *Bichat,* ein Spezialist der Gewebepathologie, verschmähte das Mikroskop. *Francis Magendie* (1783–1855) war der Vorläufer der experimentellen Pharmakologie und Physiologie, die sich in der Folge als eigentliche Grundlagen der Medizin ständig weiterentwickelten. *Magendie* betrachtete sich selbst als Auslöser einer galileischen Wende in der Physiologie, und selbst die Physiologie, so schrieb er, wird schließlich zu einer Naturwissenschaft werden, kausal und analytisch arbeiten und somit dem geraden Weg der Wahrheit folgen. Noch heute lebt sein Name im *»Bell-Magendie-Gesetz«,* dem Gesetz der sensoriellen und motorischen Funktion der Rückenmarkswurzeln. Die Entdeckung dieses Gesetzes wurde von dem großen *Virchow* sogar in seiner Bedeutung mit der des Blutkreislaufs verglichen. Tatsächlich hatte man eine Grundvorstellung von der Funktion des Nervensystems erlangt, das im 19. Jahrhundert eine ebenso zentrale, kapitale Bedeutung bekam wie die Säfte im 17. Jahrhundert. Aber *Magendie* ist auch berühmt geworden als der Lehrer von *Claude Bernard* (1813–1878).

Ursprünglich wollte *Bernard,* wie sein Schüler *Paul Bert* berichtet, Poet werden. Aber man riet ihm von dem Weg der Poesie ab, und er wurde Arzt. Sein Werk umfaßt zwei Arten von Ergebnissen: einmal Einzelresultate von kapitaler Bedeutung und zum anderen ein grundlegendes Buch *»Introduction à l'étude de la médicine expérimentale«* (1865), das er schrieb, als sein Gesundheitszustand ihm die Laborarbeit verbot.

Claude Bernard glaubte, daß sich die Lebens- und Krankheitsprozesse auf experimentelle, kausale und analytische Weise erklären ließen. In der Praxis hat *Bernard* ein gutes Stück Boden in bezug auf den Vitalismus gewonnen, in der Richtung der Lehre von der Verdauung und dem Stoffwechsel, in der *Spallanzani* und *Lavoisier* schon gearbeitet hatten. Er begann mit der Verifikation der Verdauungsfunktion der Pankreassäfte für Fette und kam zu den Fragen über die Funktion der Leber und den Zuckerstoffwechsel. Seine Forschungen über den Hydrokarbon-Metabolismus führten zur Entdeckung der Bedeutung der Leber für den Stoffwechsel. *Bernard* entdeckte und benannte auch das Glykogen. Er zeigte am Beispiel der Glykogensynthese in der Leber, daß der tierische Organismus durchaus zur Synthese organischer Substanzen in der Lage ist, was den offiziellen Lehren widersprach.

Das Beispiel der Leber gibt ihm die Idee einer endokrinen und exokrinen Verteilung der Substanzen. Die Leber gibt Zucker ins Blut ab, dagegen Gallenflüssigkeit in den Verdauungstrakt. *Bernard* interessierte sich also ganz allgemein für die Funktion der Drüsen und entdeckte so auch die vorrangige Bedeutung der Vasomotorik für die vegetative Steuerung, die er mit dem Konzept des »inneren Milieus« zum Ausdruck brachte. Er wird damit zum Pionier der Lehre von der biologischen Steuerung.

Es ist gewiß kein Zufall, daß *Louis Pasteur* (1822–1895), dessen Portrait bis April 1968 die französischen Fünf-Franc-Noten zierte, hingerissen war von *Bernards* grundlegendem Werk über die Kunst des Experimentierens. *Pasteur* war eine der Größen der medizinischen Grundlagenforschung. Er hat nie an einer medizinischen Fakultät gelehrt, wiewohl es sein innigster Wunsch war, eine medizinische Tätigkeit auszuüben.

Pasteur war ein Einzelgänger der französischen Medizin, wenn auch nicht seiner Epoche. Für ein Institut, das die Tollwutimpfung zugänglich machte und andere Forschungsarbeiten ermöglichte, wurde bei Privatpersonen, aber auch beim russischen Zar, dem Sultan und dem französischen Staat Geld gesammelt, so daß das »Institut Pasteur« 1888 seine Arbeit beginnen konnte. Es war eines der ersten wissenschaftlichen Institute überhaupt und das erste, das sich medizinischer Forschung widmete, in ganz Europa.

Rückkehr zu uralten Kenntnissen

Im Jahre 869 n. Chr. trafen sich die Kirchenväter in Konstantinopel zum Achten Ökumenischen Konzil, um Fragen der Doktrin und der Verfassung zu diskutieren. Von diesem Konzil wurde aus utilitaristischen Gründen die sogenannte Trichotomie oder Dreiteilung des Menschen in Körper, Geist und Seele abgeschafft, die bis dahin einen Teil der christlichen Lehre gebildet hatte. Seither billigt man dem Menschen neben dem sichtbaren Körper nur noch eine unsichtbare Seele zu.

Damit beginnt für das christliche Abendland eine Epoche der Finsternis und der Verwirrung in bezug auf die Kenntnis der menschlichen Natur. Wir haben noch heute an den Folgen zu leiden, ganz besonders auf der Ebene der modernen Medizin. Die Abschaffung der Trichotomie ist nicht mehr und nicht weniger als der Anfang des spirituellen Niedergangs des Abendlandes. Gewiß haben die Gnostiker, und bis heute auch die Freimaurerlogen, ihren Schülern das Wissen um die Trichotomie weitergegeben. Doch leider bilden diese nur einen ganz kleinen Kreis, dem diese Lehren zugänglich und verständlich sind. Es wäre indessen von größter Wichtigkeit, dem heutigen Menschen, dessen intellektuelles Feld sich seit dem Mittelalter beträchtlich erweitert hat, diese alte Kenntnis seinem Verständnis entsprechend zu vermitteln. Man kann von niemandem mehr verlangen, irgend etwas zu glauben, das dem Verstand widerspricht, wie es Dogmen und Doktrinen von Religionen und Sekten noch immer tun. Der heutige Mensch will die Dinge wirklich verstehen und erkennen, sonst wehrt er sich dagegen.

Über den stofflichen Körper des Menschen ist hier nicht viel zu sagen. Die Wissenschaft, angefangen mit der Medizin, hat seit *Hippokrates* in diesem Bereich mit Hilfe der von der Technik geschaffenen Mittel immer vollkommenere Resultate erzielt und wird sicherlich darin noch weitergehen. Man ist heute sicher, daß der menschliche Körper ein Verbund von Zellen ist, in dem jede Zelle ihr eigenes Leben hat. Eine Zellsubstanz kann ohne weiteres herausgeschnitten und in einer entsprechenden Nährflüssigkeit über eine gewisse Zeit am Leben erhalten werden, selbst wenn der ganze übrige Organismus schon zum Tode und zur Verwesung verurteilt ist. So ist es schon gelungen, ein Herz, das entsprechend konserviert wurde, über eine relativ lange Zeitspanne schlagend zu erhalten. Selbst Personen, die biologisch schon tot waren, hat man über Herzspritzen wiederbeleben können, auch wenn es nur temporär war.

Aus solchen mehr oder weniger geglückten Experimenten schließt die ausschließlich materialistisch und mechanistisch orientierte Wissenschaft, daß das Leben aller Zellen zusammengenommen das Leben einer Zellorganisation – eines Menschen oder eines anderen Lebewesens – darstelle. Die Folgen einer solchen Doktrin sind offensichtlich, bleibt doch in diesen Theorien kein Platz für die Existenz einer Seele, nicht einmal eines Geistes.

Von dem so interpretierten Leben wird angenommen, daß es Träger aller »psychischen Effekte« sei, die von Reizen der Umwelt oder dem Austausch der eigenen Körpersäfte ausgelöst werden. Um dennoch eine psychische Basis zu erklären, die nichtsdestoweniger existieren muß, greift man auf die »Gene« der Vererbungslehre zurück, jene in den Chromosomen befindlichen Träger all dessen, was psychisch ist – soweit es bislang zu beweisen gelungen ist –, die dank der Zeugung von den Eltern als Erbe weitergegeben werden. Diese so theoretischen »Gene« bilden die einzige Stütze der Vererbungslehre in bezug auf die Gefühle und die Psyche. Es spielt keine große Rolle, daß sie sich bislang einer exakten wissenschaftlichen Überprüfung entzogen haben.

Außerdem ist festgestellt und nachgewiesen worden, daß

alle Zellen eines Verbundes sich in sieben Jahren erneuern. Das heißt, daß jede Zelle stirbt und einer neuen den Platz überläßt.

In Anbetracht solcher Beispiele aus dem Bereich der materialistischen wissenschaftlichen Theorien kann man von einem Menschen heute nicht verlangen, sich für die Lehre von der Trichotomie zu interessieren, die den Menschen in Körper, Seele und Geist unterteilt.

Die Wissenschaft kann weder Seele noch Geist erklären, so daß ihre Existenz ausschließlich auf Lehren der Philosophie oder auf alten Traditionen ruht.

Doch der traditionelle Mensch weiß sehr wohl, daß der physische Leib in seinen subtilsten Teilen aus Elementen unseres Planeten Erde zusammengesetzt ist und daß er nach dem Tod, nach dem »Aushauchen des Lebens«, in ähnliche Teile zerfällt. Daher bleibt die Frage, ob das Leben oder die »belebende Kraft«, wie man auch sagen könnte, eine Zusammenfassung der vereinten Lebensimpulse aller Zellen sei. Die Experimente zeigen uns, daß das Leben eines Menschen als Zellverbund noch eine gewisse Zeit weiterleben kann. Das Leben des gesamten Zellverbundes besitzt ein deutlich erkennbares Bewußtsein seiner selbst. Wenn ein Teil dieses Zellverbundes über gewisse Zeit künstlich am Leben erhalten werden kann, so müßte auch ein Teilbewußtsein übrigbleiben, das sich erkennen ließe. Doch ein solches Phänomen läßt sich nicht nachweisen. Es bleibt nur eine lebende Zellsubstanz, die sich des Lebens nicht bewußt ist, und sonst gar nichts!

Die wissenschaftlichen Theorien und Beweise sind somit keineswegs zufriedenstellend. Sie können weder in bezug auf die Gene noch auf das *bewußte Leben* Beweise liefern, weder, was ihren Ursprung, noch, was ihr Überleben angeht.

Aus diesem Grunde kann auch ein Mensch, der einer materialistischen Weltsicht verpflichtet ist, aus solchen wissenschaftlichen Theorien keine intellektuelle Befriedigung gewinnen. Man trifft bei diesem Thema im allgemeinen auf eine gewisse Unsicherheit, die sich beim zivilisierten Menschen langsam zu einer Angstpsychose entwickelt, nicht nur in bezug auf das »danach«, sondern auch auf das Leben selbst. Man müßte das Lebensrätsel der mystischen Vorzeit integrieren, wenn schon nicht anhand der exakten wissenschaftlichen Demonstration, so doch wenigstens im Lichte einer logisch denkbaren *analogen Theorie*.

Die bewußte, »belebende Kraft« des Zellverbundes, die man einfach LEBEN nennt – könnte sie nicht die »Seele« der traditionellen Vorstellungen sein? *Plato* sagt dazu ... *»daß die Seele der substantielle Träger des Lebens ist; sie existierte vor der Geburt und lebt nach dem Tode weiter. Bei der Geburt verliert sie ihre Erinnerungen und trinkt beim Eintritt ins Leben vom Fluß des Nicht-Erinnerns. Beim Gebrauch der Sinne kommt das alte Wissen Schritt für Schritt zurück. Alles Lernen ist demnach im Grunde ein Erinnern an altes Wissen.«*[1]

Nach *Plato* ist die Seele also nur *Lebensträgerin*. Ebenso wie der physische Leib muß sie substantiell sein. Wenn dies wirklich der Fall wäre, so bliebe nach der Dreiteilung nur noch der GEIST, den wir als Möglichkeit *des Lebens als solchen* untersuchen müssen.

Selbst der überzeugteste Atheist muß zugeben, daß es im Universum eine Kraft gibt, die alles erschafft, alles sterben, sich wandeln und vergehen läßt. Die Philosophen nennen diese Kraft »Leben«, die Gläubigen nennen sie »Gott«. Es ist eine neutrale Kraft, die sowohl zum Guten wie zum Bösen einsetzbar ist. Die Menschheit hat diese Kraft sehr früh in den Rang von »Gott« oder »Geist« erhoben.

Wir wissen aus der Physik, daß Kraft oder Energie für uns etwas Unsichtbares, nur über ihre Wirkung Erkennbares ist. Man könnte daher zu dem Schluß kommen, daß »Gott« oder »Geist« die Lebenskraft oder Lebensenergie sei.

Alles, was wir in unserer menschlichen Terminologie als Kraft bezeichnen, benötigt einen *Zwischenträger*, eine

1 PLATO: *Phaidon*, Kap. 20, in: Plato, Gesammelte Werke, Bd. 3, Hamburg 1980.

Stütze, um seine Wirkung sichtbar werden zu lassen. Man könnte sich den Geist, das heißt das Leben, als Kraft vorstellen, die wie das Licht wirkt. Letzteres bleibt an sich ewig *Licht*, aber es ist für den Menschen nicht erkennbar, solange es nicht auf einen Gegenstand fällt, den es beleuchtet.

Das Sonnenlicht strahlt beispielsweise ständig und regelmäßig aus allen Richtungen. Die Astronomie beweist dies, doch in der Nacht, wenn sich die Sonne hinter unserer Erde befindet, sehen wir dieses Licht nicht, das das All gleichmäßig erhellen sollte. Um uns herum herrscht Finsternis, und wir werden der Existenz des Sonnenlichts erst wieder gewahr, wenn es auf den Mond oder einen anderen Himmelskörper fällt. Das Licht ist eine Kraft, die für unsere Augen ohne einen Zwischenträger unsichtbar bleibt.

Wir können im Ablauf des Jahres noch eine weitere Wirkung des Lichtes beobachten, und zwar, wenn im Frühling die starren, leblosen Formen der Pflanzenwelt mit *neuem Leben* erfüllt werden. Können wir hier nicht von einer *spirituellen, belebenden* Kraft des Lichtes sprechen? Das Licht hat auch auf den Menschen eine belebende Wirkung, die sich nicht abstreiten läßt.

Läßt sich zu Recht daraus schließen, daß der »Geist« und das »Licht« als FUNDAMENTALE KRAFT nebeneinander bestehen oder daß sie ganz und gar EIN UND DIESELBE sind?

Betrachten wir den folgenden Vergleich:

Fundamentale Kraft/Energie	=	Gott/Geist
Fundamentale Kraft/Energie	=	Licht/Leben
Gott/Geist	=	Licht/Leben

»Wenn zwei Größen gleich einer dritten sind, dann sind sie auch untereinander gleich.«

Wenn wir in unserer Definition noch einen Schritt weiter gehen, stellen wir fest, daß Gott, Geist, Leben und Licht für den Menschen verschiedene Bezeichnungen für eine einzige fundamentale Kraft sind, die selbst keine Form besitzt und die Formen erzeugt, um ihre Wirkung zu manifestieren. Es ist eine Erfahrungstatsache, daß erzeugte Formen verbunden oder getrennt, konstruiert oder zerstört oder auch in neue Formen umgewandelt, transformiert werden können.

Doch die fundamentale, belebende Kraft kann nicht geteilt werden. Sie durchdringt alles ohne Unterbrechung, solange die Form imstande ist, das Licht zu absorbieren.

Erscheint es nicht verständlich, daß die älteste Form der Gottesverehrung der Kult des Lichts gewesen ist? Die Riten des Lichtes aller großen Religionen zeugen von der Verehrung Gottes in einem Kult des Lichts. Dieses Licht muß als fundamentale göttliche Kraft dem »Geist«, der »belebenden Kraft« im Menschen entsprechen. Um sich zu manifestieren oder sichtbar zu werden, bedarf sie eines Zwischenträgers.

Kann der physische Körper, aus groben Materialien der Erde zusammengesetzt, die Form oder der Träger des Geistes sein? Die Antwort auf diese Frage wird uns aus dem Studium des Lichtes gegeben.

Der Mond oder ein anderer Himmelskörper, der aus ähnlichen Materialien zusammengesetzt ist wie die Erde, kann nur vom Licht der Sonne beleuchtet werden, es *dringt nicht in ihn hinein*, jedenfalls nicht, soweit der Mensch das beurteilen kann. Im Gegensatz dazu wird eine Wolke am Himmel, die in der Tat ein wesentlich feineres Aggregat ist, vom Licht durchquert. Wenn es nicht so wäre, dann herrschte an bedeckten Tagen nächtliche Dunkelheit.

Aufgrund dieser Überlegungen kann der physische Leib mit seiner groben Natur kein geeigneter Träger des Geistes sein.

Es muß ein anderer substantieller Körper, der aus ganz besonders feinen Elementen aufgebaut ist, zwischen dem Geist und dem physischen Körper existieren. Dieser Körper besteht aus feiner Substanz, deren Existenz angenommen werden muß, und wird als Seele bezeichnet.

Und was ist dann die SEELE?

Aufgrund der Wirkungen, die wir an uns und in uns selbst, aber auch an unseresgleichen beobachten können, dürfte sie eine Ansammlung von Ideen, Vorstellungen, Gefühlen und Handlungen sein. Wenn diese einer konstanten, subjektiven Linie folgen, bezeichnet man sie im allgemeinen als Charakter. Unsere Beobachtungen zeigen uns allerdings, daß man bei einem Kind noch nicht in der gleichen Weise von Charakter sprechen kann wie bei einem Erwachsenen. Dennoch müssen die Grundlagen des Charakters auch im Kind schon vorhanden sein, denn wir wissen, daß sich sein Charakter im Laufe der kurzen Zeit auf Erden nur schwerlich vollständig entwickeln kann. Er kann sich nur bekräftigen oder weiterentwickeln.

Aber die Ideen, Vorstellungen, Gefühle und Handlungsweisen, die die Grundlagen des Charakters bilden, müssen ja irgendwo herkommen.

Man hat festgestellt, daß die Erziehung und die Umwelteinflüsse daran nur wenig und nur zeitlich begrenzt beteiligt sind. Es ließe sich leicht nachweisen, daß die Grundqualitäten des Charakters, seien sie gut oder schlecht, an und für sich unabhängig von der Zeit sind und daß nur einige wenige von ihnen durch die zeitliche Konditionierung im Laufe eines Lebens geprägt werden.

Was läge näher, als diese subjektiven Elemente in der Natur zu suchen, in der Schöpfung, die ja die Mutter allen Seins ist, in allen Formen und allen Wirkungen?

Wenn die Schöpfung einerseits Elemente wie die fundamentale Kraft oder den Geist, das Licht oder das Leben umfaßt, die wir an ihren Wirkungen zu erkennen vermögen, und wenn sie andererseits auch die groben Bereiche, die das sichtbare Universum uns darbietet, enthält, dann bestünde eine große Lücke zwischen den beiden Aggregatzuständen. Es ist daher logisch, in der Schöpfung das Vorhandensein eines Zwischenglieds anzunehmen und ihm die gleichen Rechte zuzubilligen wie den beiden andern Zuständen der Schöpfung.

Man kann auch unterstellen, daß die ganze Unendlichkeit von den Gedanken der Göttlichkeit erfüllt sei. Diese unendlich feine Substanz, die man auch die Elementarvernunft oder die Muttersubstanz nennt, ist wie ein Ozean ohne Regel, chaotisch, voller Ideen und konzeptueller Bilder.

Diese unzähligen konzeptuellen Miniaturbilder der Formen, Verbindungen und Handlungsweisen sind in den zartesten Schleiern verborgen, genau wie die verschiedenen Elemente der Erde in allen Zellen vorhanden sind. Der Mystiker erhascht einen Blick auf sie auf seinem »Weg zu den Müttern«.

Die Luft stellt bekanntlich ein Kontinuum (eine Kontinuität) dar und kann in immer kleinere Segmente unterteilt werden. Zum Beispiel schließt jedes winzige Bläschen im Seifenschaum einen Teil der Luft ein, der sich in nichts von der umgebenden Luft unterscheidet und alles enthält, was die Luft in ihrer Gesamtheit besitzt. In der gleichen Weise umschließt die Monade in stark reduziertem Maßstab alles, was in der Elementarvernunft enthalten ist.

Man kann also den psychischen Leib als ein Kompendium zahlloser substantieller, konzeptueller Miniaturbilder definieren oder als eine Gesamtheit von Zellen feinster Natur, zusammengesetzt aus verschiedenen Intelligenzpartikeln der Elementarvernunft. Somit wäre die Seele der geeignete Träger des Geistes, der Fundamentalkraft, des LEBENS. Das richtige Maß all dieser Schleier oder Zellen, die in einem Wesen versammelt sind, bildet eine perfekte menschliche Seele.

Genau wie der physische Körper ist auch der psychische ein Kompositum, eine Zusammensetzung. Wenn schon die starre Form des physischen Körpers in sieben Jahren einer Erneuerung, einer Transformation fähig ist, wieviel größer muß dann die Möglichkeit sein, die man dem psychischen Körper von so feiner und flexibler Natur unterstellen muß.

Ein Kompendium (Kompositum) kann, wie schon gesagt, in andere Kompendien geteilt, aufgelöst oder transformiert werden, um entsprechende Formen zu erhalten. Man kann daher annehmen, daß der psychische Körper in der Lage ist, seine Zusammensetzung täglich, ja sogar stündlich zu verändern. Wenn dies nicht der Fall wäre, dann wären alle ethischen und moralischen Erziehungsversuche völlig illusorisch. Sie wären niemals imstande, einen Menschen zu verändern oder umzuformen.

Auch wenn sich die Zellen des physischen Körpers alle sieben Jahre erneuern, so bleibt der Mensch, abgesehen von minimalen Veränderungen des Alterns, im Grunde der gleiche. Man kann einen Freund, den man seit Jahrzehnten nicht gesehen hat, fast immer wiedererkennen.

Das gleiche gilt für den psychischen Körper. Selbst wenn zahlreiche ethische und moralische Werte oder ihr Gegenteil sich im Laufe des Lebens wandeln, so bleibt doch eine klar determinierte Struktur erhalten und wiedererkennbar.

Im Körper finden sich Mengen verschiedener Zellen und Zellverbände. Jeder davon verfügt über einen Schöpferinstinkt, eine formende Kraft, ein Bewußtsein, das ihn von den anderen unterscheidet. Mit anderen Worten, der Unterschied zwischen einer Zelle der Knochensubstanz und einer Zelle der Iris liegt einerseits in der chemischen Zusammensetzung oder dem vegetativen Teil der Zelle, auf der anderen Seite in ihrem unterschiedlichen Schöpfungsbewußtsein.

Der konstituierende Faktor der einzelnen Zellen sorgt dafür, daß identische Zellen sich suchen und sich zu Zellverbänden zusammenschließen, um gemeinsam ihre spezielle Aufgabe zu erfüllen. So gruppieren sich bestimmte Zellen, um ein Haar oder eine Haarwurzel zu bilden. Andere wiederum, die die Schleimhautgewebe bilden, besitzen anders geartete Pole und vereinigen sich mit ihresgleichen. Diejenigen, die die Iris oder die Tränenflüssigkeit bilden, gehören zu noch anderen Arten, die in ihrer chemischen Zusammensetzung alle voneinander abstammen. Sie alle müssen notgedrungen ihr eigenes Urbewußtsein besitzen.

Dieses Zellbewußtsein ist ein psychisches oder, anders ausgedrückt, metaphysisches oder kosmisches Bewußtsein.

Heute kann niemand mehr glauben, das Bewußtsein einer Zelle sei nur eine chemische Reaktion seiner Elemente. Die materialistische Wissenschaft, die nur zaghaft die Existenz eines göttlichen Bewußtseins im Menschen akzeptiert, kann sich dem aufgrund der gegenwärtigen Forschungen nicht mehr widersetzen. Die Gelehrten versuchen, alles auf materielle und körperliche Aktion und Reaktion zu reduzieren. Sie schließen das spirituelle Prinzip aus, indem sie es »Mechanik von Aktion und Reaktion« nennen. Wenn sie eine exakte Analyse durchführten, müßten sie eingestehen, daß jegliche automatische Form von Aktion und Reaktion von seiten verschiedener Zellen eine Art Intelligenz voraussetzt. Es ist undenkbar, daß Zellen nach bestimmten Gesetzen agieren und reagieren, ohne daß in ihnen irgendeine Form von Intelligenz oder intelligentem Bewußtsein vorhanden ist.

Das Bewußtsein oder der »Geist« einer jeden Zelle des Blutes oder überhaupt des Körpers sorgt dafür, daß die zahlreichen unterschiedlichen Zellen sich zusammenschließen und ein konformes Bild schaffen.

Eine Haarzelle besitzt ein Bewußtsein des Haares, eine Knochenzelle ein Bewußtsein des Knochens, eine Gewebszelle ein Bewußtsein des Gewebes usw. Die verschiedenen Zellen haben immer mit dem Ziel gearbeitet, sich zu vermehren, ungeachtet der Stelle, an der sie sich befanden.

Diese Tatsache läßt sich anhand einer Anomalie gut veranschaulichen, die Zyste genannt wird. Wenn im menschlichen Körper eine Zyste entsteht, so nimmt sie normalerweise die Form eines Beutels an, in dem man oft Knochen-, Gewebe-, ja sogar Haarpartikel findet. Eine solche Zyste kann nur entstehen, wenn sich auf irgendeine Weise ein paar unterschiedliche Zellen verirren. Statt sich an der vorgesehenen Stelle zusammenzufinden, folgen diese vom Wege Abgekommenen dem Blutstrom und dringen manchmal durch eine kleine Verletzung oder eine andere Läsion der Arterienwand in ein fremdes Gewebe ein. Dort programmieren die Wanderzellen die programmierten Zellen derart, daß sie in einem solchen Fall einen lokalen Fremdkörper bilden. Sobald die Zellen sich an einem unvorhergesehenen Ort zusammengefunden und ihre Aufbauarbeit begonnen haben, wird die Natur darauf aufmerksam, daß etwas nicht stimmt. Das Zellbewußtsein des umgebenden Gewebes protestiert gegen die Entwicklung dieses Fremdkörpers. Es produziert augenblicklich eine Art Gewebe, das den unliebsamen »Arbeiter« einhüllt. So bildet sich der Beutel, in dem sich die Wanderzellen befinden, die nicht immer inaktiv bleiben und manchmal sogar einen Tumor erzeugen können.

Jede dieser kleinen Körperzellen ist in gewissem Sinne eine von den anderen getrennte lebende Kreatur, da sie ihre eigenen Gesetze und ihre eigene Lebensdauer hat. Jede arbeitet und wächst und verfügt über einen ihr eigenen Atemvorgang. Sie bezieht ihren Nährstoff aus dem Blut und wandelt ihn um.

Die Zellen der verschiedenen Zellarten unterscheiden sich auch durch ihre Größe. Sie erneuern sich innerhalb einiger Wochen vollständig. Das macht uns verständlich, daß die Zahl der Blutzellen, die sich täglich bilden, von variablen Faktoren abhängt.

Beispielsweise verbraucht man mehr Zellen, wenn es eine körperliche Arbeit oder Anstrengung zu verrichten gilt, als während der Rast oder im Schlaf. Ehe diese als Abfall- oder Verfallstoffe aus dem Körper ausgeschieden werden, durchlaufen sie mehrere Stadien der Zersetzung. Wenn die Blutzellen gesund sind und das Blut rein, werden die verbrauchten Stoffe ohne Krankheiten auszulösen ausgeschieden. Wenn das nicht der Fall ist, vergiften die Verfallstoffe das Blut.

Gewisse Zellen beginnen sofort mit dem Kampf und bemühen sich, das Bewußtsein dieser fremden Eindringlinge zu entmutigen, sie zu neutralisieren und zu besiegen. Die durch diesen Kampf aktivierte Herztätigkeit verursacht Stauungen der Zirkulation und ein Steigen der Temperatur.

Die steigende Temperatur, das Fieber, ist Symptom, Anhaltspunkt für die Diagnose.

Wie schon gesagt, ist der menschliche Körper ein Zusammenschluß von Zellen, die alle ihr eigenes Bewußtsein besitzen. Das Bewußtsein aller dieser Zellen vereinigt sich zu einem zusammengesetzten Bewußtsein oder einer Bewußtseinseinheit und bildet somit den psychischen und kosmischen Geist des Menschen.

Dieser Geist ist vom Gehirn getrennt, das seinerseits seine eigene externe, objektive Intelligenz besitzt. Das Gehirn besteht aus Zellen, die ein psychisches Bewußtsein in sich tragen. Daher können wir es als ein großes Organ betrachten, das über zwei Ebenen von Bewußtsein verfügt.

1. Das psychische Bewußtsein, das die Gehirnfunktionen regelt;
2. das objektive Bewußtsein, das aus dem Psychismus resultiert und sich auf die fünf Sinne – Tastsinn, Sehen, Hören, Schmecken und Riechen – stützt.

Das Ergebnis dieser Gehirnfunktionen ist das, was man »das Denken« nennt. Eine weitere Gehirnfunktion ist die Steuerung und Regelung eines Teiles der Nervenenergie, die der Körper benötigt.

Wenn wir den Menschen betrachten, so stellen wir fest, daß er in jeder Hinsicht doppelt ist. Ein beträchtlicher chemischer und körperlicher Teil des Menschen wird vom Gehirnbewußtsein kontrolliert. Außerdem gibt es einen beträchtlichen psychischen Anteil, der aus der Summe des psychischen Bewußtseins aller Zellen des Körpers besteht. Dieser psychische Anteil des Menschen besitzt einen vollständigen Körper, der ihm unsichtbar und psychisch innewohnt.

Jeder der beiden Körper, der physische und der psychische, hat eine bestimmte Aufgabe zu erfüllen. Ein jeder wird von einer Intelligenz oder einem Geist gesteuert und von einem Nervensystem kontrolliert, das für die Verteilung einer geeigneten spezifischen Energie und Intelligenz im Körper sorgt.

In der metaphysischen Therapie geht es darum, den psychischen Körper zu unterstützen, um ihn vor Krankheiten zu bewahren, denn er ist es, der die schöpferischen, organisatorischen und göttlichen Funktionen des gesamten physischen Körpers unterhält, steuert und regelt.

Der Mensch kann nicht nur eine einfache Anhäufung materieller Elemente sein. Er ist die Summe von bewußten Einheiten (Zellen), die einen Geist besitzen und die sich zusammenschließen, um einen bestimmten Plan zu erfüllen, und dieser Plan, das ist der Mensch.

Unterstellen wir einmal, der Mensch hätte nicht zwei Bewußtseinsebenen und zwei Arten von Intelligenz und das gesamte Bewußtsein würde vom Gehirn gesteuert. In diesem Falle müßte der Mensch seine Herzfunktion, seine Lungentätigkeit und alle Funktionen des neuro-vegetativen Systems ständig selbst kontrollieren. Man kann sagen, daß alle wirklich vitalen Funktionen vom psychischen Bewußtsein des Menschen gesteuert werden und nicht von einem externen Bewußtsein.

Die so definierte Souveränität »des Geistes über die Materie« verdeutlicht sich durch die Tatsache, daß der Mensch einen Teil seiner psychischen Kraft auf gewisse Stellen seines Körpers lenken und auf diese Weise diese Sektoren animieren, ihre Funktionen beschleunigen, begrenzen und sogar zeitweilig unterbrechen kann.

Tatsächlich zeigt uns der sichtbare Mensch, daß »die Materie die Sprache des Geistes« ist. Der Geist gibt sich auf alle möglichen Weisen zu erkennen, zum Beispiel in der Grundform der vier Elemente. Der Geist hält sich hinter allen Unterschieden und Graden der geschaffenen oder anders zum Ausdruck gebrachten Form, er ist die Einheit der materiellen Schöpfung.

Gibt es einen schlüssigeren Beweis für die Existenz einer unendlichen, vom zerebrospinalen System unabhängigen, mit der Vitalkraft verbundenen Intelligenz als die Experimente, bei denen man das zerebrospinale System eines Menschen entfernt und eine Intelligenz weiterbesteht? In einem solchen Fall laufen alle unwillkürlichen Aktivitäten des Körpers weiter, das heißt, daß der Körper und der Kreislauf sich normal verhalten und die rhythmische Atmung nicht aufhört. Eine dem Leben selbst zugeordnete Intelligenz existiert weiter, obwohl der Mechanismus des Gehirns und seines Systems zerstört wurde. Diese Intelligenz gehört zum neuro-vegetativen System und wird von ihm ausgeführt.

Hahnemann sagt in diesem Zusammenhang:

»Das menschliche Leben ist keineswegs von ausschließlich physischen Gesetzen, die nur für den unorganischen Bereich gültig wären, geregelt. Die materiellen Substanzen, aus denen der menschliche Organismus aufgebaut ist, folgen in dieser lebendigen Zusammensetzung nicht mehr den Gesetzen, denen sie in nichtanimiertem Zustand unterliegen. Sie werden von ausschließlich der Vitalität eigenen Gesetzen regiert und werden auf die gleiche Weise animiert wie das gesamte System. Hier herrscht eine fundamentale, anonyme Kraft ohne die Grenzen, die jede Tendenz der einzelnen Teile des Körpers hindern, die Gesetze der Schwerkraft, der Inertie, der Fermentation, der Zersetzung usw.; sie unterwirft diese eine Tendenz den wunderbaren Gesetzen des Lebens, das heißt, sie erhält sie in dem für alles Lebende notwendigen Zustand von Sensibilität und Aktivität, einem fast spirituellen Zustand.

Der Gesundheitszustand des Organismus hängt nur von dem Leben ab, der ihn animiert. Daraus folgt, daß die Ursache einer Krankheit eine Störung der Sensibilität und der Lebensfunktion ist. Sie besteht aus transformierten dynamischen Funktionen, aus der Art, wie sie verändert wurden; sie ist zunächst unabhängig von jeglichem chemischen und organischen Prinzip. Diese Veränderung der Seinsart provoziert als notwendige Folge die Transformation alles Lebendigen.«[2]

Wir haben gesehen, daß jede einzelne Zelle in sich, aufgrund des Gesetzes, daß »Gegensätze sich anziehen« oder daß das

2 Samuel HAHNEMANN: *Organon der Heilkunst*, hrgs. v. Richard Haehl, Ulm/Donau 1958, S. 74, § 16 u. S. 68, § 9.

Positive mit dem Negativen eine Verbindung eingeht, einen Mikrokosmos bildet und daß seine Reproduktion sich nach dem Gesetz, daß »Gleiche sich abstoßen«, vor sich geht. Der Mensch ist das erhabenste Beispiel eines aus zahlreichen Zellen zusammengesetzten Phänomens oder die Manifestation des Geistes in der Materie!

Indessen könnte keine dieser Zellen leben, ohne zu atmen. Die Atmung ist die wichtigste Funktion des Körpers, denn alle anderen hängen von ihr ab. Die Gesundheit basiert weitgehend auf guten Atemgewohnheiten.

Der Neugeborene nimmt zunächst einen langen, tiefen Atemzug, hält ihn einen Augenblick, um ihm die lebenspendenden Anteile zu entnehmen, atmet dann mit einem langen Stöhnen aus, und das Leben auf der Erde hat begonnen! Der alte Mensch stößt einen schwachen Seufzer aus, hört auf zu atmen, und das Erdenleben ist zu Ende. Vom ersten Atemzug des Neugeborenen zum letzten Seufzer des Sterbenden ist es nichts als eine Geschichte des Atmens. Das Leben ist nur eine Folge von Atemzügen.

Atem ist gleich Leben, Leben ist gleich Entwicklung, und zwar dann, wenn der Mensch sich der Wichtigkeit seines Atems bewußt geworden ist.

Im Atem sind alle Möglichkeiten der Entwicklung enthalten, der Mensch muß sie nur verstehen und bereit sein, über den Atem die Sinnesorgane zu entwickeln, die einer ›höheren Stufe‹ entsprechen.

Dies bringt dem Menschen die Möglichkeit, in das Geheimnis der Elemente vorzudringen.

Stellen wir uns vor, wir atmen eine Farbe, z. B. »Orange« ein – »Orange«, die Synthese der vier Jahreszeiten – oder, um ein anderes Beispiel zu zeigen, wir atmen »Ruhe« ein ...

Wir haben im vorhergehenden Kapitel die Kraft des Imaginären behandelt, womit man gewünschte innere Kräfte anregen, aufpolen und so sein Leben der Gewißheit einer transzendentalen Welt zuführen kann.

Dies gibt dem feinstofflichen Körper eine Bewußtseinsstufe, die es ihm ermöglicht, gleichzeitig in zwei Welten »zu leben«.

Wenn wir einen Blick zurück auf die Frühzeit der Heilkunst werfen, als die Seele des Menschen und auch sein Körper noch einfacher waren als heute, entdeckt man zahlreiche Heilmethoden, die sich nur äußerlich von den heutigen unterscheiden.

Bei den höher entwickelten, sensibleren Menschen unserer Epoche würden so gewalttätige Behandlungen aus der Vergangenheit die Krankheit nur verschlimmern. Die körperlichen Foltermethoden, die Zaubertricks primitiver Hexer können ebenso wie die zeitgenössische Chirurgie und die Verabreichung von Medikamenten zu Erfolgen führen, wenn sie, und das ist entscheidend, zu einer Transformation der Polarität führen.

Man glaubt noch heute, daß der Mensch nur aus einer Kombination von Sauerstoff, Wasserstoff, Stickstoff, Kohlenstoff usw. besteht. Dies läßt sich sogar beweisen, wenn man den Körper in seine chemischen Elemente zerlegt. Doch bislang ist die Wissenschaft nicht in der Lage, diese Theorie zu beweisen. Es gelingt ihr nicht, die verschiedenen Teile so zusammenzufügen, daß sie wieder lebensfähig wären.

Wenn man den Körper in seine Elemente zerlegt, zerstört man das Leben, das offenbar die Manifestation der Lebenskraft ist, eine Polarisierung, die der Seinsquelle näher ist als der in seine Grundelemente zerlegte Körper.

Die Transmutation ist die Richtung der Polarisation auf der Ebene der materiellen Manifestationen. Was der Heiler oder der Arzt wissen müssen, ist die Richtung der Polarisation auf der Ebene des physischen, mentalen und psychischen Körpers. Dies kann nur mit Hilfe der Vitalkraft, die sich über eine fähige Vermittlerperson mit dem Gesetz der Schöpfung im Einklang befindet, erreicht werden.

Überall begegnen wir dem Gesetz der Polarität, das die Tendenz allen Seins zum Gleichgewicht erzeugt. Die erste fundamentale Tatsache des Polaritätsgesetzes zeigt sich in allen Manifestationen des Geschaffenen. Jede strukturelle Veränderung, Vergrößerung oder Transmutation, normale oder anomale Funktion erfolgt im Rahmen dieses Gesetzes: die Polarisierung ist das Grundgesetz der Transformation. Alles, was ist und war, transformiert sich. Jedes Wesen, jede Materie und jede Energie unterliegt Veränderungen. Alles, was uns als Raum oder als Ruhezustand erscheint, ist nur relativ zu unseren limitierten Körpersinnen. Die Zahl der Oszillationen bestimmt, ob eine Materie positive oder negative Polarität besitzt. Die positive Polarität ist die Natur des sich manifestierenden Wesens. Sie sucht ständig die Intensität ihrer Aktion durch Bewegung zu vergrößern. Die negative Polarität ist die anziehende, die eher Tendenzen zur Statik hat als zur Bewegung.

Wir wollen die Tatsache nicht abstreiten, daß die Zeichen jeder Krankheit physisch sind, auch wenn sich ihre Ursache im Metaphysischen befindet. Wir wissen zudem, daß die Vermittler zwischen dem Physischen und dem Metaphysischen »polarisierte Oszillationen« sind. Diese Oszillationen müssen nach dem Polaritätsgesetz gesteuert werden; wir wissen, daß es ein Mittelding zwischen dem idealen Bild des Gesundheitszustandes und seiner physischen Realität ist. Es ist von großer Wichtigkeit, daß der Patient die Gesundheit als einen Zustand an sich begreift.

Nicht nur bei der Akupunktur geht es darum, das Gleichgewicht der Polaritäten herzustellen, auch die Homöopathie weist diesen Weg.

In letzter Zeit ist es medizinischen Autoritäten über induktive Versuchsmethoden und Experimente gelungen, zu folgenden wissenschaftlichen Feststellungen zu kommen:

Krankheiten sind Zeichen elektrischer Störungen des Gleichgewichtes.

Nichts kann die Schöpfungsmaterie so leicht transformieren wie eine Veränderung der Polarität.

Der Zeitgenosse findet sich einerseits mit erstaunlichen, übertriebenen Forschungstechniken konfrontiert, andererseits erfährt er von Ergebnissen parapsychologischer Forschungen, von Verbindungen und Wirkungen unsichtbarer Kräfte, die das Lachen der Skeptiker verstummen lassen.

Aufgrund der Forschungsergebnisse über die unsichtbaren Strahlungsarten ist das Problem der Energie auf eine andere Beobachtungsebene gelangt, und das Gesetz des Kräfteaustauschs zwischen dem Kosmos und der Erde sowie zwischen dem Kosmos und dem Menschen findet mit Hilfe der Parapsychologie immer offenkundigere Beispiele.

Die Ursachen, die gewissen Erscheinungsformen als Gesetze dienten, haben sich als unzureichend erwiesen und haben aufgrund neuerer Forschungen demonstriert, daß sie auch nichts anderes darstellen als Wirkungen primärer oder sekundärer Ursachen, deren Legitimität im Kosmischen zu suchen ist.

So findet die Doktrin der alten Lehren wachsende Bestätigung für die Dreiteilung in Tatsache, Gesetz und Ursache dank der Analogiegesetze. *Hermes Trismegistos* hat den Ausdruck geprägt: »Was oben ist, ist wie das, was unten ist«, woraus die Alten logischerweise folgenden Satz ableitet:

»Der Mensch als Mikrokosmos
ist das Abbild des Makrokosmos.«

Diese Vorstellungen von den siderischen Einflüssen, die von einer unbekannten Strahlungsenergie auf die Erde und den Menschen, auf ihre wechselseitigen Beziehungen und ihren möglichen relativen Austausch verursacht werden, sind für den modernen Forscher Ausgangspunkt neuer Errungenschaften geworden und beeinflussen zunehmend den therapeutischen Prozeß.

Ein Kausalbezug zwischen den Vorgängen in der Welt und im Menschen kann nicht mehr abgeleugnet werden, selbst wenn sich die offiziellen Lehren noch immer gegen eine so unerhörte Tatsache wehren.

Wir finden hier eine Brücke zwischen der modernen Forschung und den östlichen Philosophen, die seit langem diese Positionen mit dem Gesetz des Karma verteidigten und die

Entwicklung ihrer Persönlichkeit darauf aufbauten. Beziehungen und Austauschmöglichkeiten von Kräften können nur dort stattfinden, wo angemessene Mittel zum Absorbieren und zum Aussenden solcher Energien sowie zum Verändern ihrer Pole bestehen. Hier weist auch die neue Psychologie Wege, die erlauben, psychische Organe zu finden, die dem Austausch elektromagnetischer Kräfte im Menschen dienen, und deren Gesetze zu demonstrieren.

Die Vorstellung vom Unbewußten ist bei unseren Zeitgenossen zu einem Terminus technicus in der Parapsychologie geworden und bildet die Grundlage für gewisse Forschungsmethoden. Die Psychoanalyse und die Individualpsychologie, wie die Schulen von *Nancy, Baudouin, Coué, C. G. Jung* usw. versuchen, die Gesetze und die Komplexe des unbewußten Prozesses dank der Imaginations- und Suggestivkraft zu beweisen.

Schlußbemerkungen

Was bedeutet das Wiedergewinnen des Interesses für all diese »peripheren« Therapien? Ist die Tatsache, daß einige von ihnen bei hellichtem Tage auftreten können, ein Zeichen dafür, daß sich die Schraubzwinge des klassischen Rationalismus lockert? Oder führt die Tatsache, daß man so viel Aufmerksamkeit darauf richtet, zu einem strengeren Regiment und der Sorge, sich wirklicher Kontrolle zu unterziehen? Das Abendland hat sich seit langer Zeit einer arroganten medizinischen Praxis verschrieben, die zungenfertig ihr Mißfallen zum Ausdruck bringt, eifrig Gesetz und Meinung zu Hilfe ruft – den Ordnungskräften willfähriger als den Bedürfnissen des Menschen. Von *Molière* bis *Jules Romain* hat die französische Literatur keine Gelegenheit verpaßt, gegen diese Zustände zu wettern. *»Es gibt welche unter ihnen* (den Ärzten), *die dem gleichen weitverbreiteten Irrtum verfallen und von ihm profitieren, und andere, die davon profitieren, ohne ihm zu verfallen«*, entrüstet sich *Molière.*

Doch man muß für die Situation der Schulmedizin einen speziellen Aspekt des langwierigen »Fortschritts« der Rationalisation der westlichen Gesellschaften in Betracht ziehen. Diese rationalistische und »positivistische« Verschreibung läßt sich in der Philosophie vom Menschen und in der bildlichen Vorstellung vom Körper, noch bevor sie die therapeutischen Praktiken völlig beherrschen, am besten erkennen. *Michel Foucault*, der die Festlegung der medizinischen Ideologie im 19. Jahrhundert konstatiert, entwirft ein drastisches, aber sehr bezeichnendes Portrait: *»... sie maßte sich andere Fähigkeiten an; sie erhob sich zur souveränen Instanz der Hygienevorschriften, sie packte die alten Ängste vor Ge-*

schlechtskrankheiten mit den neuen Gedanken der Aseptik, sowie die großen evolutionistischen Mythen mit den neuen Institutionen der Volksgesundheit in einen Hut; sie gab vor, die physische Stärke und die moralische Sauberkeit der Gesellschaft zu sichern; sie versprach, die Fehlerhaften, die Degenerierten, die verderbten Populationen zu eliminieren. Im Namen einer biologischen und historischen Dringlichkeit rechtfertigte sie den bis dahin unterschwellig drohenden Staatsrassismus. Sie gab ihm die Basis der ›Wahrheit‹.«[1]

Die abendländische Medizin hat also der politischen Macht in der ihnen gemeinsamen Absicht, Leben (und Tod) zu verwalten, Hilfestellung geleistet. Die endgültige Einführung dieser neuen – anatomischen und biologischen – Technologie im Verlauf der klassischen Epoche charakterisiert eine Zivilisation, in der die Sozialisierung der lebenden Körper dem Sozialkörper erlaubt, das Leben durch und durch zu bevormunden. Der Patient, medikalisierter Gegenstand, ist in Wahrheit nur das Objekt dieser willkürlichen Anatomo-Politik. *Michel Foucault* geht sogar so weit, von einer *»Schwelle biologischer Modernität«*[2] zu sprechen, um eine Gesellschaft zu beschreiben, in der die Spezies ins Spiel politischer Strategien und bevölkerungsregulierender Kontrollen gerät. Indessen handelt es sich hier um eine symbolisch funktinierende Wirklichkeit, die man, wie wir schon in der Einführung dieser Studie erwähnt haben, in verschiedenster Form in allen bis heute bekannten historischen Zivilisationen antrifft. Das Problem im Falle der offiziellen Medizin der abendländischen Zivilisation ist, im Laufe der Geschichte und auch heute noch, daß sie sich in ihrer Verknüpfung mit den verschiedenen Mächten durch eine Monopolisierung des Körpers nach einem strikt mechanistischen Bild auf Kosten anderer, als weniger instrumental vermuteter Symbole, verkauft hat. Die Medikalisierung der gesamten

1 Michel FOUCAULT: *Der Wille zum Wissen*, Bd. 1, *Sexualität und Wahrheit*, Frankf./M. 1977, Kap. III, S. 70 f.
2 Michel FOUCAULT ebd.

Gesellschaft reduziert den Menschen auf seine biologischen Funktionen und auf einen anatomo-physiologischen Apparat, wodurch man ihm einen ziemlich eindeutigen »Sinn«, das heißt seine eigentliche Bestimmung, auferlegt. Die Ironie in der abendländischen Medizingeschichte ist, daß auf der Grundlage dieser »Bestimmung« die Fragen über die Gesamtheit der Praktiken, die sie stillschweigend voraussetzt, aufkommen.

Man weiß, daß die Urvölker alle die gleichen Etappen der Perfektionierung der Intelligenz und der Gesellschaftsstruktur durchlaufen haben und daß sie während eines jeden Entwicklungsschrittes die gleichen Bedürfnisse und Sorgen empfunden und sie auf quasi gleiche Weise befriedigt haben – das »Gesetz der intellektuellen Konstanten«, wie es *Rémy de Gourmont* nennt. Über Jahrtausende sind zahlreiche Kenntnisse ganz und gar natürlich assimiliert worden, manche sind ebenso natürlich verlorengegangen, einige von ihnen wurden einfach verworfen, sind in Vergessenheit geraten oder warten darauf, dem Verständnis neu zu erstehen.

Die zeitgenössische Medizin unterliegt einer ständigen Bewegung. Man erkennt eine konstante Kluft zwischen der Summe der angesammelten Kenntnisse und den neuen Beobachtungstechniken, die dem Forscher angeboten werden. Diese Kluft zeigt sich, in der Medizin wie auch in anderen wissenschaftlichen Disziplinen, durch eine theoretische Inflation, die nur schwer konkret zu meistern ist. Und in der Praxis ist die Frage des erreichten Fortschritts so bedeutsam, daß es einem Arzt bald völlig unmöglich sein dürfte, einen Menschen ehrlich als vollständig gesund zu bezeichnen. Das moderne Wissen charakterisiert sich, wie *Husserl* bemerkt, durch *»eine Krisis, welche das Fachwissenschaftliche in seinen theoretischen und praktischen Erfolgen nicht angreift und doch ihren ganzen Wahrheitssinn durch und durch erschüttert«.*[3]

3 Edmund HUSSERL: *Die Krisis der europäischen Wissenschaften und die transzendentale Phänomenologie,* hrsg. v. W. Biemel u. Martinus Nijhoff, Haag 1962, S. 10.

Der wahre Fehler des wissenschaftlichen Positivismus beruht zunächst auf seiner reifizierten Konzeption der Lebewesen und der Tatsachen selbst, indem er die Natur wie ein externes Objekt behandelt. Diese Ursünde des Positivismus hat von den Naturwissenschaften auf die Humanwissenschaften übergegriffen, die die äußerste Form der Humanisierung der Natur und der Naturalisierung des Menschen darstellen *(Marx* und *Comte)*. Seither besitzen alle Einzelentdeckungen vielleicht noch ihre Bezugssphäre und ein paar Nachbaraspekte, doch keinerlei Wert mehr in der Gesamtheit. Die Geschichte der Medizin gleicht der Fabel von Menenius Agrippa, in der der Mensch als Fragmente seines eigenen Körpers dargestellt wird.

Im Augenblick wird die Medizin von dem praktizierenden Arzt noch immer als die Lehre von den Ursachen, den Wirkungen und der Behandlung von Krankheiten verstanden. Andererseits plaziert sich der kranke Mensch seinerseits immer mehr als individuelles Objekt ins Zentrum des wissenschaftlichen Panoptikums. Die alte philosophische Trennung zwischen dem Konkreten und dem Abstrakten, von Geist und Körper, unterstützt nun die gelungene Abstraktion des Konkreten und die Konkretisierung des Abstrakten als sichtbares Ergebnis der Dissoziationsbewegung von der Realität. Im Lichte dieser Trennung muß man *Pascal* verstehen, wenn er die Philosophen kritisiert, daß sie *von körperlichen Dingen als geistigen reden und von geistigen als körperlichen.* Der ›gesellschaftliche‹ Auftrag an die medizinische Anthropologie wird es sein, den Ärzten Strukturen zur Verfügung zu stellen, die geeignet sind, von innen heraus die Fortschritte und Irrtümer aufzuzeigen, auf die eine Kunst des Heilens nicht verzichten kann. Am Horizont der Geschichte muß die Medizin mit jener von *Goethe* erwähnten höheren Praxis verschmelzen: *»Nur durch eine erhöhte Praxis sollten die Wissenschaften auf die äußere Welt wirken:*

4 GOETHE: Naturwissenschaftliche Schriften, 2. Teil, Zürich 1952, S. 736.

denn eigentlich sind sie alle esotherisch und können nur durch Verbesserung irgendeines Tuns exotherisch werden.«[4] Die Medizin erhält eine völlig neue Dimension, wenn man den Menschen inmitten der beiden Unendlichen – Raum und Zeit – zu plazieren sucht.

Der Mensch, Emanation des Kosmos, abhängig vom Kosmos und gezwungenermaßen im Rhythmus des Kosmos lebend – dies ist so offenkundig, daß man sich scheut, es erneut zu erwähnen. Die Entsprechung der kosmischen und der biologischen Rhythmen beschränkt sich nicht nur auf ein paar allgemeine Gesetze. Die kosmischen Rhythmen finden sich sehr exakt beim Menschen wieder. Unter den zahlreichen Zyklen, die sich im Individuum nachweisen lassen, beginnt man beispielsweise die Gesetze zu erkennen, die die irdischen Klimavariationen lenken, und man weiß, daß sie sich in einem Zyklus von sechsunddreißig Jahren, der sogenannten Brückner-Periode, wiederholen. So wird man feststellen können, daß die Astrologie in mancherlei Punkten mit der Medizin, insbesondere mit der Homöopathie, übereinstimmt: Mikrokosmos und Makrokosmos. Das unendlich Kleine und das unendlich Große sind laut *Paracelsus* vergleichbare Universen. Die Astrologie ist keine exakte Wissenschaft; sie beruht auf Vergleichen, Beziehungen, Analogien, kurz, auf der Ähnlichkeit zwischen dem Menschen und dem Kosmos – so, wie die Homöopathie auf der Ähnlichkeit zwischen dem Patienten und seinem Heilmittel beruht. Die Astrologie ruht außerdem auf der Beobachtung und dem Respektieren der Natur. Sie versucht, die Evolution der Jahreszeiten zu verstehen und zu interpretieren, während sie die Evolution der Natur studiert. Wir finden die Zeichen des Feuers, der Erde, der Luft und des Wassers, die sich fast vollständig mit den hippokratischen Temperamenten decken: sanguinisch, biliös, lymphatisch und nervös. Astrologie und Homöopathie treffen sich auch im Interesse, das sie beide für alles, was Rhythmus ist, zeigen. Einige Homöopathen erklären, daß die Astrologie zu sagen erlaubt, warum ein homöopathisches Mittel bei dem gleichen Kranken, unter gleichen Bedingungen verabreicht, nicht immer die gleiche Wirkung erzeugt.

Die esoterische Lehre, die von der Astrologie und dem damit zusammenhängenden Symbolismus verbreitet wird, findet ihre Widersacher und Verdammung in einer Medizin und einer Philosophie, die sich nicht etwa um Rationalität sorgen, sondern um Rationalismus. Man kann dem gleichen Unverständnis in bezug auf viele Fragen sogar bei sonst üblicherweise nicht zum Dogmatismus neigenden Geistern begegnen. So wettert *Theodor Adorno: Der reale Aberwitz wird abgebildet vom Astrologischen, der den undurchsichtigen Zusammenhang entfremdeter Elemente – nichts fremder als die Sterne – als Wissen über das Subjekt vorbringt.«*[5] Der sonst so subtile deutsche Philosoph irrt sich hier gewaltig: Was ist kostbarer als der Ort, das Datum und die Stunde der Geburt, die wirklich nur einem einzigen Lebewesen zugehören? Und was jeden homöopathischen Arzt interessieren sollte, ist, daß man dank ihrer eine eindeutige, unersetzliche Individualisierung erreichen kann.

Die Involution der kosmischen Rhythmen in die der biologisch-menschlichen ist, wie wir gesagt haben, eine Tatsache. Die Astrologie ist nichts anderes als die topologische Darstellung des Einflusses des quadridimensionalen Komplexes RAUM – ZEIT auf eine bestimmte Person. Zudem herrscht in der Astrologie ein Respekt vor allen Religionen, da jede Religion einen der Epoche und der Zivilisation angemessenen Kontakt mit dem Universum darstellt. Dieser Respekt vor dem Glauben, dem Pluralismus der Meinungen und Vorlieben ist, wie man weiß, die Grundlage des hippokratischen Eides, des ehernen Gesetzes des Medizinerstandes seit der Antike.

5 Theodor W. ADORNO: *Minima moralia*, Dritter Teil, § 151, S. 273, Frankf./M. 1980.

Eine dem Anschein nach ziemlich solide Kritik taucht bei den Gegnern der Astrologie immer wieder auf. Die Astrologie basiert auf der Tatsache, daß die Erde stillsteht und die Sonne sich um sie dreht, obwohl seit Kopernikus bekannt ist, daß genau das Gegenteil der Fall ist. Das Argument fällt wie ein Hammerschlag: Wie kann man Vertrauen in eine Wissenschaft haben, deren Grundlagen so eindeutig falsch sind? Die Antwort darauf ist im wesentlichen von philosophischer Art. Die Astrologie beruht tatsächlich zunächst auf empirischen Beobachtungen, denn sie ist vor allem eine Wissenschaft vom Menschen und zieht alles in Betracht, was in bezug auf den Menschen vorgeht. Es ist daher keineswegs schockierend, daß sie die relativen Bewegungen der Erde und der Sonne in der Weise berücksichtigt, wie der Mensch sie wahrnehmen kann. Für die Astrologen gibt es einen astralen Determinismus: Die Position des Menschen auf der Erdkugel ist durch zwei Ebenen definiert – die horizontale Ebene der Erdoberfläche, auf der er sich frei bewegen kann, und den Meridian, der senkrecht dazu stehenden Ebene, die sich in den Raum erstreckt und mit dem höchsten Punkt der Himmelssphäre zusammentrifft, die himmlische Ebene. Wohin auch immer der Mensch geht, er befindet sich im Zentrum dieser riesigen Sphäre, die sich mit ihm fortbewegt und ihn unausweichlich umgibt. Auf breiterem Niveau markieren die zwölf Tierkreiszeichen präzise die Etappen des Jahreszyklus der Sonne: Die Jahreszeiten entsprechen immer den gleichen Daten und mit ihnen der Ablauf des Lebens auf der Erde. Die Zeichen bringen unwiderlegbar die Beziehung zwischen dem Rhythmus des Lebens der Natur und dem des menschlichen Lebens zum Ausdruck.

Aufgrund des vorherrschenden Einflusses der Zeichen Feuer, Erde, Luft und Wasser und ihrer tiefen Bedeutung kann sich der Astrologe schon ein Bild von der Persönlichkeit machen. Medizinisch kann sich dieser erste Kontakt auf Anhieb präzisieren, denn die Erfahrung hat gezeigt, daß jedes Tierkreiszeichen einem Körperteil entspricht. In der

Kenntnis der pathologischen Tendenzen eines jeden Zeichens und des Körperteils, mit dem es verwandt ist, kann man für jeden ein homöopathisches Mittel erstellen. Darüber hinaus hat man seit geraumer Zeit eine Beziehung zwischen den zwölf Tierkreiszeichen und den zwölf biochemischen Salzen von *Schüssler* sowie mit den zwölf in der chinesischen Medizin beschriebenen Meridianen, die in der Akupunktur verwendet werden, festgestellt. Dies ist keineswegs erstaunlich, da Homöopathie, Akupunktur und Astrologie einer Konzeption verpflichtet sind, die den Menschen innerhalb des gesamten Universums betrachtet.

Als Illustration und Anekdote sei hier Pluto erwähnt, ein von den Astrologen bislang wenig studierter, schädlicher Planet, der, einigen Autoren zufolge, verantwortlich für die großen Umwälzungen in unserer Epoche sein soll. Im Bereich der Individualmedizin steuert Pluto im wesentlichen die Sexualität und die Zellanarchie (Krebs). Der Himmelskörper soll vor allem eine Rolle in der kollektiven Pathologie spielen. Im Augenblick provoziert er, im Zeichen der Jungfrau, Krankheiten über die Denaturierung von Nahrungsmitteln.

Das hier skizzierte medizinische Wissen spielt sich auf drei Ebenen ab. Auf der ersten befindet sich die Allopathie, eine Primärkenntnis, die sich mit den Wirkungen beschäftigt, ohne sich allzusehr um die Ursachen zu bemühen. Es ist die Medizin der Symptome. Die Homöopathie bildet die zweite Stufe, sie interessiert sich mehr für den Kranken als für die Krankheit; sie versucht, in die Ursachen der Morbidität einzudringen, indem sie die Diathesen, die Temperamente, die Toxingruppen studiert. Und schließlich die Astrologie, die vielleicht die dritte Stufe medizinischer Erkenntnis ist, die die ›Ursache der Ursachen‹ untersucht, indem sie die Bande zu begreifen versucht, die den Menschen mit dem Universum vereinigen. Auf diesem Niveau wird die Wissenschaft zur ›Wunderspenderin‹. Im Gegensatz zu der modernen Disziplin, die ihr wissenschaftsgläubiges Ergebnis ist, nahm die Alchemie ebenfalls an dieser Suche nach dem Mysterium des Universums teil. In ihrer weitesten Auffassung war sie ein umfassendes Denksystem, das die Harmonisierung und Durchdringung der Mysterien der Schöpfung und des Lebens zum Ziel hatte. Auch ihr war daran gelegen, die Bande des menschlichen Mikrokosmos mit dem Makrokosmos des Universums zu definieren. Um die Mitte des 17. Jahrhunderts, mit dem Aufkommen der Kleinindustrie, überließ diese ›Weltanschauung‹ von der heiligen Gesamtheit den Platz der – nicht weniger obskuren – wissenschaftlichen, zunehmend rationalistischen Spezialisierung. Seither sollte die Trennung von Ursache und Wirkung, von Grund und Form – wobei die eine mit der anderen austauschbar wurde –, verbunden mit dem Identitätsprinzip aller der Kenntnis offenstehenden Phänomene, zu einer immer schärferen Trennung der *physis* und des *poïein* führen. Die Trennung dieser beiden Begriffe voneinander und in sich war die Bedingung, die zum Entstehen der Kunst und der Wissenschaft als verstümmelte Spezialgebiete führte.

Die Schwierigkeiten, vor die sich heute die verschiedenen Sektoren der modernen Wissenschaft gestellt sehen, sind nicht einem finsteren Schicksal, einer unabwendbaren Fatalität zuzuschreiben. Diese Schwierigkeiten beleuchten das grundlegende Versagen einer bestimmten Vorstellung von RATIO. Wenn die rationalistische Wissenschaft nicht erfolgreich war, so liegt der Grund nicht bei der ›Vernunft‹ selbst, sondern nur in ihrer Beschränkung, in der Tatsache, daß sie im Naturalismus, im Objektivismus, in der Wissenschaftsgläubigkeit steckengeblieben ist. Diese Krise der Vernunft hat nur zwei Auswege: Entweder verbohrt sich die wissenschaftliche Praxis immer tiefer in ihren Haß des Geistes und in die Barbarei, indem sie sich ihrer eigenen rationalen Bedeutung, ihrem vitalen Sinn weiterhin entfremdet, oder die Wissenschaft und das wissenschaftliche Bewußtsein werden dank einer heldenhaften, umfassenderen, komplexeren Rationalität, die praktisch und endgültig die begrenzte Logik des *positum* überwindet, neu geboren. Dann wird *»die unpersönliche Autorität, die die Wissenschaft beherrscht« (Claude Bernard)* die innere Harmonie, die regenerierte Symphonie des sozialen Lebens wiederfinden.

Haben wir nun am Ende den Gegenstand unserer Suche gefunden? Es steht zu hoffen, daß wir ihn zumindest flüchtig wahrgenommen haben; denn jedenfalls ist klar, daß wir uns mit seiner Hilfe in der Lage gesehen haben, den abendländischen Menschen mit seinen Leiden und seinem Überdruß im Lichte der traditionellen Gestalt eines anderen Menschen zu begreifen. Zweifellos ist unser Gegenstand im Besitz einer höchst seltsamen Verführungskraft, denn wenige nur nähern sich ihm, ohne den Umwegen seines Weges weiter folgen zu wollen. Das Geheimnis, zu vereinigen was getrennt wurde, haben wir mit dem Finger angetippt.

Ausblick

Wie die Entwicklung aller Künste und Wissenschaften von der Höhe der allgemeinen Kultur der Menschheit überhaupt abhängig ist, so ist auch die Medizin, soweit sie Kunst und Wissenschaft zugleich ist, untrennbar damit verbunden. Nur ca. 30 % aller Krankheiten können mit heute verfügbaren Medikamenten wirklich geheilt werden.

Der Inhalt dieses Buches möchte dem interessierten Leser einen Einblick in alternative Gedanken und Möglichkeiten vermitteln, ohne Anspruch zu erheben, das Thema erschöpfend zu behandeln.

Eine Heilung kann nur unter Berücksichtigung der gesamten Gedanken- und Gefühlswelt des Patienten von Dauer sein, während die Heilungsmöglichkeiten der sogenannten ›schicksalhaften‹ Leiden auch in den Händen der besten Ärzte durchaus problematisch bleiben.

Bis noch ins 18. Jahrhundert wurden die hypothetische Naturphilosophie und empirische Erfahrungen vorwiegend zu Rate gezogen. Die moderne Medizin dagegen stützt sich auf die Methode naturwissenschaftlicher Forschung. Ein Fortschritt aus dem heutigen Dilemma der Medizin kann nur in Zusammenarbeit mit der Alternativ-Medizin erfolgen. Die Renaissance empirischer Forschung in der Medizin ist angebrochen.

GOLDMANN VERLAG

Esoterik

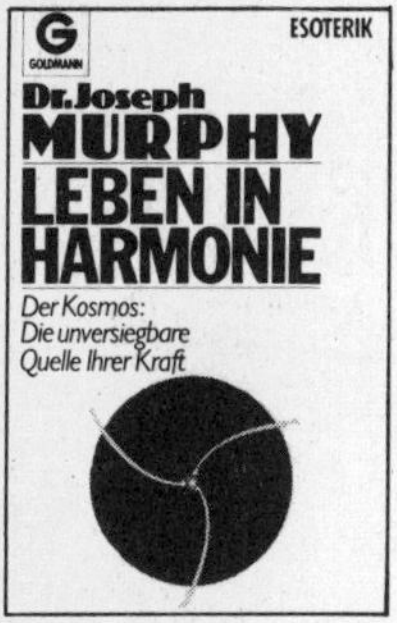

11751

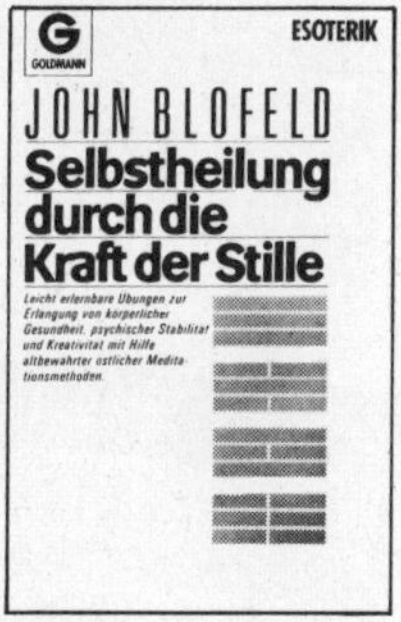

11752

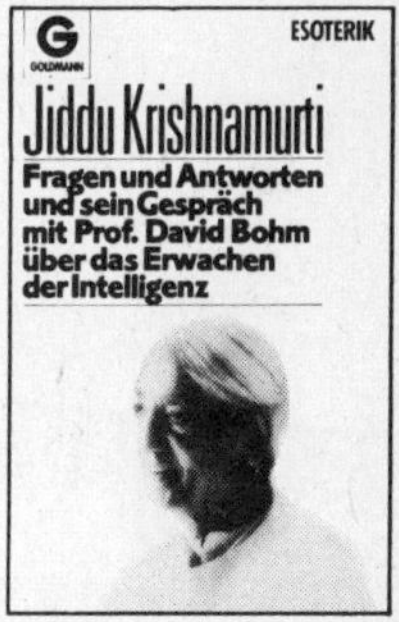

11753

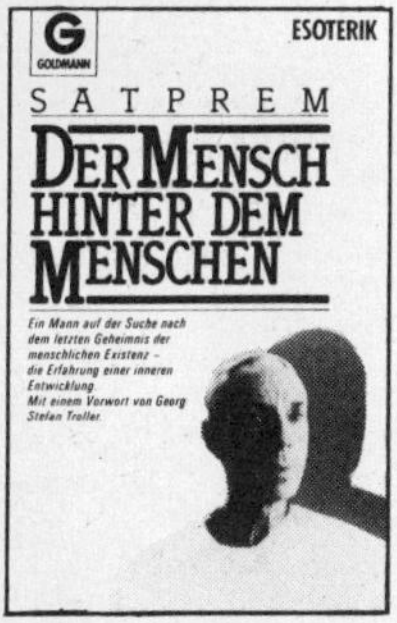

11754

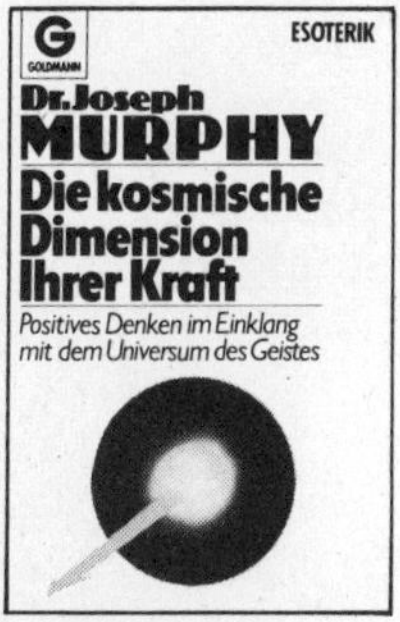

11755

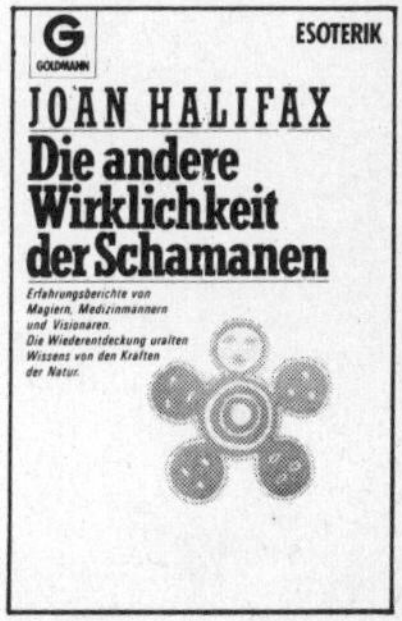

11756

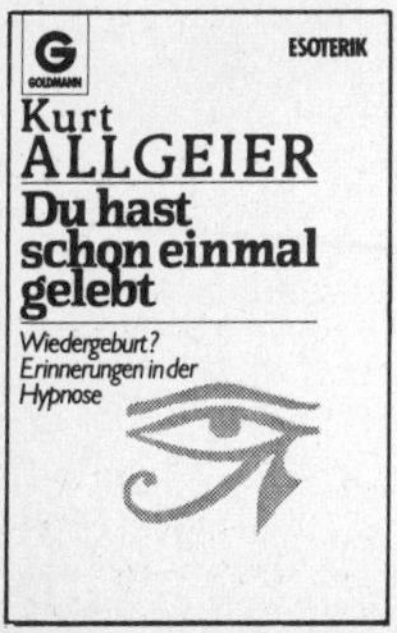

11717

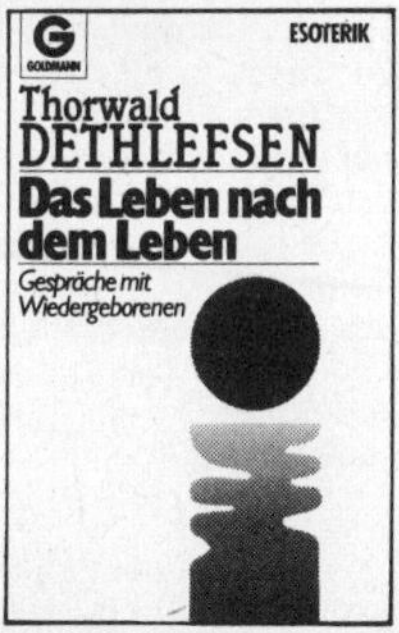

11748

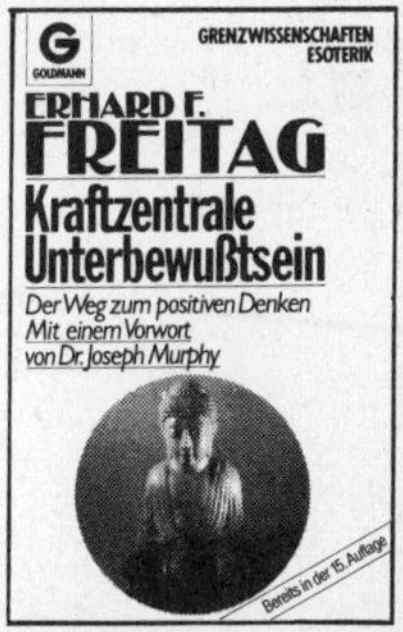

11740